Dr E. MONIN

L'IMPUISSANCE VIRILE

(Son traitement rationnel)

> « Comment pourrais-je avoir
> honte de ces parties, que Dieu
> n'a pas eu honte de créer ? »
>
> S' CLÉMENT D'ALEXANDRIE.

PARIS
LIBRAIRIE LE FRANÇOIS
91, BOULEVARD SAINT-GERMAIN

1928

L'IMPUISSANCE VIRILE

DU MÊME AUTEUR

Essai sur la pathogénie des oreillons (*Thèse Paris,1877*).
L'Hygiène de la Beauté (20e édit. 6 traduct.).
Les Névropathes.
Les troubles digestifs.
Les Remèdes qui guérissent.
Traitement de la Peau.
Le Diabète.
Médecine journalière.
Lutte pour la santé.
Misères nerveuses.
Formulaire.
Hygiène de l'Estomac (11e éd.).
Hygiène des riches.
Hygiène des sexes.
L'Impuissance virile.
Les troubles de cause sexuelle.
Désordres nerveux et nutritifs.
Hygiène du travail.
Santé par l'Exercice.

L'alcoolisme.
Les maladies épidémiques.
Odeurs du corps humain.
Propos du Docteur en deux volumes.
Précis d'hygiène (en collab.).
Esquisses d'hydrologie.
Pour le beau sexe.
La santé de la femme.
L'Hygiène de la femme.
Hygiène et médecine des vieillards.
Digestion et nutrition.
Médecine de l'Enfance.
La Scoliose.
Trésor médical de la femme.
Métrites, eczéma, diabète, albuminurie, virilité, maladies de poitrine (en six fascicules).
Maladies vénériennes.
Maladies de la Respiration.
L'Arthritisme.
Secrets de santé et de beauté.

Environ soixante volumes

(dont quelques-uns sont épuisés)

Envoi *franco*, en s'adressant directement à la :
Librairie LE FRANÇOIS, 91, boul. St-Germain, PARIS (6e)

Dr E. MONIN

L'IMPUISSANCE VIRILE

(Son traitement rationnel)

« Comment pourrais-je avoir
honte de ces parties, que Dieu
n'a pas eu honte de créer ? »
S⁴ CLÉMENT D'ALEXANDRIE.

PARIS

LIBRAIRIE LE FRANÇOIS

91, BOULEVARD SAINT-GERMAIN

1928

CHAPITRE PREMIER

Prolégomènes

Toutes les joies de ce monde. — Dégradation, dépossession, déchéance masculines. — Le condiment de l'existence. -- Tristes conséquences, individuelles et sociales, de l'impuissance virile. — La solitude hantée par le désir. — Les eunuques. — Le testicule moral ou prothétique. — L'horreur du vide. — Un symbole divin. — Fresques phalliques de Pompéi. — Deux procès parallèles. — La relativité de l'impuissance. — L'attraction organique et la victoire d'Aphrodite. — Libidini nihil inhonestum. — Athlète en galanterie, menteur en amour. — La faillite du cœur et les imperfections de la stratégie amoureuse. — L'inflation sentimentale. — Continence et turbulence. — Le bulletin dans l'urne. — Impuissance et congrès. — Les absurdités du contrôle juridique. — Le bégaiement urinaire. — Moral et physique. — Rousseau et Sophie. — Le procès de Gesvres. — L'intellectuel au festin d'amour. — Le cerveau seul est bandé. — Le muletier et les trois rois. — Les effets du doute. — Avantages de la sensualité et désastres de la carence amoureuse. — La phrénocardie et le refoulement. — Un mot de Robespierre. — Le pansexualisme et la psychanalyse. — Effets purgatifs de la confession. — La chasteté et le démon phallique. — Libido et narcissisme. — Définition de la virilité physiologique et mécanisme anatomique de l'érection. — Réflexes neuro-sexuels. — Cristallisation de l'amour. — Le sperme est une goutte de cerveau. — Le déraillement passionnel. — Puberté et premières érections. — Ne déchaînons pas prématurément les besoins sexuels chez les adolescents.

Mlle de Montpensier (fille de Gaston d'Orléans, le frère de notre Louis XIII), passant rue Saint-Honoré, est arrêtée, dans sa chaise, par un embarras de voitures. Un homme s'approche d'elle, implore sa charité : « Bonne dame, prenez pitié d'un malheureux qui a perdu toutes les joies de ce monde. » — Ce pauvre homme est donc eunuque ? s'exclama naïvement la princesse. — Non, madame, je suis aveugle !

Mademoiselle était, expérimentalement, avertie de l'importance du sixième sens dans le bonheur de l'humanité et de la nécessité, pour celui qui veut garder la joie de vivre, de conserver intact son pouvoir génital. La simple diminution de ce pouvoir (*asthénie*) dépossède et dégrade l'homme, compromet son énergie, sa volonté, sa productivité, son bonheur. L'impuissance virile nous apparaît, tous les jours, comme une cause fréquente de déchéance et de détraquement. Elle peut conduire à la lypémanie et même (ce qui n'est pas très rare) au suicide, tout condiment étant enlevé à l'existence.

Elle crée, en tous cas, les foyers attristés, les couples désagrégés, les ménages désunis et douloureusement aigris : car la puissance virile est le grand rouage de la vie inter-sexuelle et de l'association familiale, dont l'enfant est la signature. Enfin, il n'est guère douteux que l'éthique, l'esthétique, la poé-sie, les beaux-arts, la sociologie, la religion elle-même, vivent surtout par la flamme du désir amoureux et s'alimentent sous l'obé-dience du membre viril.

Triste chose que l'impuissance : aimer sans posséder ! la solitude hantée par le désir... L'existence devient, alors, sans but et sans consolation : un désert aride. Lisfranc dit que les amputés de la verge finissent mélan-coliques et meurent promptement. Les émas-culés aussi sont très portés au suicide (et même à l'homicide). Les eunuques sont syco-phantes, hérésiarques, traîtres, misantropes. « Repositoire sacré et conservatif de l'hu-maine nature » (Rabelais), le testicule est un organe dont la perte, même chez le vieil-lard, engendre le désespoir. C'est pourquoi la chirurgie recommande la *prothèse* de cet organe, c'est-à-dire le meublement illusioniste des bourses, par une boule d'aluminium ou de celluloïde, pour suppléer à l'absent ou aux absents : « testicule moral », sans pouvoir être un *témoin* à décharge, il rajeunit cependant l'esprit du castré, qui a horreur du vide en son scrotum : il atténue singulièrement ses sentiments de tare ou d'infériorité.

Le vocable *impuissance* vient, nous dit Voltaire, de ce fait que les organes génitaux servaient, chez les Romains, de témoins (*testes*), ou gages symboliques de la puissance divine. On prêtait serment en y portant la main. L'impuissance, *minutio viri*, leur apparaissait, à la fois, comme une sorte de trahison mentale et de balbutiement physique. Visitez le musée secret de Naples (*raccolta pornografica*) où s'empressent tous les touristes. Vous y trouverez l'iconographie vraie, bien que fantaisiste, de la relativité du pouvoir viril, dans les images bien païennes, trouvées à Pompéi : phallus de nos vingt ans, fougueux, dur à maîtriser ; phallus de la trentaine, encore fringant et dont la tête menace toujours l'empyrée ; à 45 ans, il se rapproche de l'horizontalité ;

à 60 ans, c'est le désastre : même fouaillé à la cravache il peut à peine avancer. Une autre fresque représente une verge d'une prodigieuse énormité pesée dans une balance et un gros sac d'or n'arrivant pas à faire le contrepoids. Traduction : bonne virilité vaut mieux que riches trésors.

Rien de plus aléatoire que l'appréciation de la puissance virile. Voltaire cite le cas d'un brave homme, simultanément poursuivi par sa femme, qui l'accusait d'impuissance et voulait être séparée de corps, et par une jeune fille réclamant des dommages-intérêts, pour séduction suivie de grossesse : il perdit ses deux procès. C'est à tort que Voltaire s'étonne qu'il n'en ait pas gagné au moins un. On peut être impuissant avec sa « légitime » et très puissant pour la tromper. Saint-Simon parle aussi, dans ses *Mémoires*, d'un certain marquis de Santa-Cruz, accusé d'impuissance, puis d'adultère, qui fut aussi condamné deux fois. N'y a-t-il pas, du reste, nombre d'hommes, manquant totalement du *fortiter in re* alors qu'ils sont abondamment pourvus du *suaviter in modo* ? Les femmes ne se plaignent jamais de cette variété de partenaires, en dépit de leur impuissance relative.

On dit bien que, dans les natures d'élite, l'amour n'a pas d'organes (P.-J. Proudhon). L'âme enveloppe le corps (Nietzsche). Mais l'attraction organique demeure toujours le puissant moyen de séduction et la victoire d'Aphrodite appartient à l'homme le mieux doué physiologiquement : Θεός ἀμιλίκτος καὶ ἀνικήτος. Cela se voit surtout en Orient, où la Française jeune est assaillie par les femmes de harem de cette unique question : ton mari est-il fort ? Elles veulent savoir « combien de fois par jour » et rien ne les intéresse davantage. *Libidini nihil inhonestum* !...

Comme le dit, à peu près, Maupassant, dans l'*Inutile Beauté* : le Créateur, économe, et malveillant, a pris nos organes, malpropres et souillés, pour leur confier la mission la plus noble, la plus exaltante, la plus sacrée... Mais, dans la lutte des sexes, l'homme doit toujours être *compos sui*, maître de « cet instrument d'où jaillissent les fleuves des générations » (l'Arétin). Ralentis avant l'heure, les commandements de l'épithélium génital ne font plus retentir la voix de l'espèce. L'inertie virile entraîne alors l'infécondité connubiale, la stérilité des unions, la dénatalité. En ce qui concerne l'homme lui-même, l'altruisme de la jeunesse fait, peu à peu, chez lui, place à l'égoïsme et l'effervescence passionnelle à la décrépitude. Souvent aussi, la pénurie des moyens normaux exaspère le vice génital et crée le délire des sens : athlète en galanterie, menteur en amour (Mirabeau).

Quoi donc de plus conforme à l'hygiène, à la morale, à la patrie, à la religion même, que de défendre une virilité menacée, que de chercher à rétablir l'appétit sexuel diminué ou aboli ? Les philosophes actuels se plaignent avec raison de la faillite du cœur. En observant de près, on trouvera que sa principale cause tient à l'imparfaite stratégie amoureuse, à la défectueuse présentation (trop molle ou trop brutale) du potentiel masculin, dont le transfert doit aboutir à la possession et à l'amour. « On ne peut gagner au jeu qu'en s'engageant à fond : du moment qu'on va au combat, il faut y aller avec toutes ses forces. L'amour, c'est de l'inflation sentimentale (Rey). » Quant à la continence habituelle, elle engendre plutôt la turbulence que la puissance en matière sexuelle.

L'égoïsme git toujours au fond de l'instinct génital. Aussi, la femme dont les aspirations amoureuses ne sont pas comblées ne tarde guère à les chercher en dehors de son toit. Lorsque l'homme est devenu incapable de mettre son bulletin de vote dans l'urne matrimoniale, le lit conjugal devient alors un lit de tout repos. La femme ressent amèrement cet outrage, qui n'est plus *le dernier*. Aucun tribunal ne saurait la *débouter*, comme cela avait lieu jadis, dans cette épreuve ancienne du « congrès », beaucoup plus curieux que celui des sociétés savantes :

> Les experts ayant affirmé
> Que l'époux est bien conformé,
> Quoi qu'en lui la nature dorme,
> Les choses de manière iront
> Qu'il l'emportera pour la forme,
> Bien qu'il n'ait pas droit sur le fond

dit un quatrain anonyme du xvii° siècle, bien souvent cité.

Aujourd'hui, l'impuissance, même prouvée par moyens juridiques, n'est pas une cause reconnue de divorce. Mais l'Eglise l'invoque encore volontiers pour annuler certains mariages. C'est avec de mauvaises pièces que certains maris peuvent gagner leur procès. Mais il ne s'agit plus de cette procédure honteuse, par témoins visuels, usitée comme contrôle de la puissance virile. Il ne fallait guère être timide, pour ne pas défaillir « à étrenner la couche, loin de toute commodité privée, quand on remarque l'indocilité du membre refusant, avec obstination, nos sollicitations mentales et manuelles quand nous en avons le plus affaire » (Montaigne).

Quand on voit des sujets bien portants et mêmes robustes, incapables d'uriner devant témoins (bégaiement urinaire), on peut songer à l'attitude qu'ils pouvaient avoir, en présence du Congrès et aux conséquences qu'en devaient tirer les juges ecclésiastiques des xvie et xviie siècles, assez dénués de psychologie pour ignorer l'influence du moral sur le physique. Cette influence, en semblable matière, a été bien souvent utilisée par nos vaudevillistes, toujours aux aguets du *vis comica*. Rousseau nous a fait part, dans ses *Confessions*, de son tête-à-tête avec

Sophie, où pour l'unique fois de sa vie, il fut plus qu'éloquent et devenait sublime, sur un banc de gazon, lorsque, dans le chemin qu'un simple mur séparait du bosquet, un charretier cria, objurguant son attelage : « eh ! avance donc, grosse bête ! » Sophie fut prise d'une quinte de rire : le charme était rompu... (1).

L'intellectuel est souvent un sexuel, mais rarement un passionné de copulation : vite excité, vite apaisé, il veille et observe. Son esprit critique devient hostile à ses sens et lui gâte habituellement son festin d'amour. Une vie cérébrale intensive est notoirement

1. Le scandaleux autant qu'amusant, procès du marquis de Gesvres, qui pimenta les dernières années du roy Soleil, montre bien toutes les difficultés des expertises contre l'impuissance. Le marquis prétendu impuissant offrait aux experts des organes tout à fait normaux ; mais, d'après l'avocat de la marquise, « ce n'étaient que simulacres, incapables de se mouvoir et si bien tenus pour morts, que le marquis se faisait un suaire de sa chemise », au moment des *prétendus* rapports conjugaux. Toutefois, les experts ayant pu noter la tension et la dureté de l'érection, Bégon (l'avocat) objecta « l'absence de durée » : il accusa enfin, non sans preuves, de Gesvres d'être « un homme ambigu, tenant de l'homme et de la femme » (nous dirions un *homosexuel*). Durant plus de vingt audiences, les gens connus et même distingués allèrent se divertir (St-Simon) aux plaidoyers, sans issue, de cet interminable procès.

défavorable aux centres génito-spinaux. C'est pourquoi l'anaphrodisie est si commune chez les hommes d'étude « dont le cerveau seul est bandé comme arbalète » (Rabelais). « Un muletier, à ce jeu, vaut trois rois », remarque notre bon La Fontaine. Quant aux psychasténiques (qui sont légion parmi les intellectuels) ce sont des *douteurs* par définition. Ils se méfient toujours de leur force virile et le doute devient, alors, le père de l'impuissance.

Les exigences de la chair créent, toutefois, fréquemment, celles de l'esprit et la virilité corporelle féconde le cerveau mental. Il n'est guère contestable que la sensualité, raffinée même jusqu'à la corruption, la volupté, égarée jusque dans la débauche, font la vie plus pleine et plus intéressante : ce sont peut-être stimulants nécessaires au développement des arts, du luxe et de l'extrême civilisation.

« Un cœur sans amour est une nuit sans étoiles » (Schiller). La carence amoureuse est fertile, pour l'homme, en désastres pathologiques. C'est la *phrénocardie* de Herz, cette névrose psycho-sexuelle qui déséquilibre l'émotivité et se manifeste par l'oppression habituelle, les soupirs, les palpitations, douleurs diaphragmatiques, fourmillements thoraciques, etc... *Celui qui ne possède pas est souvent possédé* par cette sorte d'angoisse, que Freud considère comme causée par l'appétit génésique insatisfait ou contrarié par diverses raisons d'ordre moral (chagrin d'amour, incompatibilité conjugale, vieille liaison, crainte de procréer). Freud s'est montré, ici, bon observateur, lorsqu'il indique les dangers inhérents au *refoulement*. Robespierre dit que « le modérantisme est à la modération ce que l'impuissance est à la chasteté ». Dans le *pan-sexualisme* des psychanalystes, on trouve une dose très forte d'exagérations et de puérilités : mais il est incontestable que (depuis le patriarche Noé jusqu'à nos jours) la dissimulation sexuelle est l'une des caractéristiques de l'humanité (sauvages mis à part). Il appert aussi que la confession, libératrice des péchés, évite les dangers du *refoulement*, en purgeant l'âme de ses instincts génésiques pervers. Presque toutes les religions ont béni la chasteté et maudit le démon phallique, exaltateur du *libido* et de l'égoïste *narcissisme*.

Après ces considérations d'ordre général, il nous faut définir plus étroitement ce qu'est la virilité physiologique. Elle se traduit mé-caniquement par l'état érectif du pénis, afflux de sang dans les vésicules du corps membra-neux enveloppant le canal de l'urètre. Le sys-tème nerveux y fait jouer un véritable service d'écluses, grâce à un certain nombre de ten-dons, disposés en long ou en anneaux sur l'organe, avec mission d'ouvrir et de fermer alternativement le passage au sang injecté dans les vésicules. Le tissu érectile, analogue aux alvéoles d'une ruche, se compose de trois parties : le corps *spongieux*, enserrant le canal et les deux corps *caverneux*, paral-lèles comme deux canons de fusil, ces trois organes étant enveloppés et limités par une membrane fibreuse élastique, la *tunique albu-ginée*.

Les excitations venant des nerfs sensitifs de la région, et principalement de la mu-queuse du gland, se transforment, à la faveur d'un réflexe, en influx nerveux moteur. Sous cette influence, la verge devient turgescente, dure, rigide, volumineuse et ne ressemble plus du tout à cet organe mou et petit, qu'elle représente à l'état de repos. L'érection se perfectionne encore par les contractions des muscles bulbo et ischio-caverneux, qui font refluer peu à peu, spasmodiquement, le sang destiné à gonfler l'organe primordial de la copulation, c'est-à-dire le gland de la verge.

L'enchaînement des réflexes neuro-sexuels prend naissance au contact de deux pôles : génital, d'une part, cérébro-médullaire, de l'autre. L'influx né d'une excitation causale (dont nous développerons bientôt les péripéties) s'élève, vers les centres cérébro-spinaux, à travers le système nerveux centripète et fait naître, en un éveil tyrannique, ce besoin *conscient*, le besoin sexuel. Poursuivant son trajet à travers la corticalité, il s'y associe d'autres influx, qui contribuent encore à l'évoquer ou à le fortifier : sensations olfactives, visuelles, auditives et surtout tactiles, systématisent la faim génitale et la cristallisent même, sous sa plus noble forme, *l'amour*, phénomène d'élection ressortissant à une série complexe d'associations « circumrolandiques et intercorticales » (Roux). C'est l'accumulation de la liqueur séminale au sein des vésicules et par conséquent, le travail de la glande testiculaire, qui sont les causes les plus intimes et incontestables du besoin sexuel : ce qui justifie le mot du vieux Meckel : « le sperme est une goutte de cerveau. » Les Grecs disaient d'un grand intellectuel : celui dont le sperme est remonté dans la tête. La passion, comprimée, déraille : cette observation est de date éternelle.

Les premières érections apparaissent, en général, vers la quatorzième année : c'est la puberté, qui appelle le jeune garçon à la vie sexuelle. «On se couche enfant, on se réveille homme », à dit Chateaubriand :

> .... Al tempo de dolci sospiri,
> Che connoceste i dubbiosi desiri
>
> (DANTE, *Inferno*).

Respectons le trésor de cet âge de formation, la virginité : n'excitons pas le cœur qui dort encore. Evitons à ces enfants tout entraînement à la volupté, toute invite au plaisir sexuel (livres et pièces de théâtre trop libres, images licencieuses, nudités provocantes). Ne nourrissons pas un appétit sexuel qui n'est encore qu'un pseudo-besoin. La sensualité n'est autre chose qu'une habitude..., à ne pas prendre trop tôt. Gardons-nous de sensibililiser les organes génitaux de l'adolescent et de déchaîner chez lui, prématurément, la passion sexuelle. Ecoutons les conseils que G. Téry lui adresse éloquemment :

Sois chaste sans rougir, garde tes lèvres pures
Pour la vierge au front blanc qui sera tienne un jour,
Car si ta soif s'étanche au ruisseau des luxures,
Tu ne sauras plus boire à la source d'amour .

CHAPITRE II

Les causes de l'impuissance.

Le cadran de Vénus. — L'âge et la vitalité du sixième
sens. — L'âge critique chez l'homme. — La raréfaction des sécrétions testiculaires : ses effets. — Les « ju-
ponniers », — Le ralentissement nutritif et psycho-
nerveux. — La rouille vitale. — Prévention de l'ar-
tério-sclérose et des pannes péniennes. — Stimulation
par *virgo libidinosa*. — Retour de flamme. — Faux-
prêtres de Vénus et vice des collégiens. — Besoin génital et appétit sexuel. — Le sphinx charnel. —
Désirs et plaisirs des vieux. — Pourquoi ils recher-
chent les mineures. — Lumière et lubricité. — La
bête insatiable et le démon de la luxure. — Célébri-
tés qui n'entendirent pas l'heure de dételer. — L'été
de la Saint-Martin. — Le manque de pudeur. —
Amours d'arrière-saison. — Turpe senex miles. —
Opinions de Pavillon, Pierre Corneille, Jean Racine,
Beaumarchais, Buffon, etc... Priapisme sénile. —
Evitons excitations, ébats, aberrations. — La route
nationale. — J'aime, donc je suis — Entretenons la
fonction et restons jeunes, vieillards. — La fidèle
monogamie. — Tendresse conjugale de Tobie. —
Hygiène génitale du vieillard. — La marche à la
macrobiotique.

Physiologie du castrat. — Les deux témoins de l'amour.
— Anorchides et hypotesticulaires. — L'infantilisme,
ses caractères, ses causes. — Chapons et jeunes
coqs. — Infantilisme tardif et sénilité précoce. — Les
endocrines. — Fleurs et papillons. — Causes prin-
cipales de l'impuissance : varicocèle et urétrites. —

Le carrefour génito-urinaire. — Ejaculations cuisantes. — L'herpès génital. — Obnubilation sexuelle des jeunes époux. — Initiations maladroites. — Hercule et Origène. — Le cachet virginal. — Le vaginisme. — Les largeurs insolites, laxités et béances. — Telum imbelle sine ictu. — Coïtus extra vas. — Désarmement consécutif. — La spermatophobie. — Asthénies de cause infectieuse et toxique. — Laitue, café, tabac. — Action des rayons X. — La réplétion des vésicules séminales. — Vins et toxines. — Les climats. — Surmenage et athlétisme. — Vénus aime l'oisiveté. — L'amour des sports et le sport des amours. — L'amour vertical. — L'obèse martyr. — Les tireurs à blanc. — Contre la masturbation conservatrice. — Dangers de la continence. — Le cri de la chair. — Le chat et la souris. — La rouille et le désir. — Méfaits de l'imagination. — Les noueurs d'aiguillettes. — Disgrâce et magie. — L'aventure de Catulle. — Le feu du sanctuaire. — Lièvre endormi. — Diaboliques inepties. — L'anaphrodisie émotionnelle. — L'ardeur métamorphosée en platonisme. — L'infériorité des intellectuels. — Causes psychiques d'inhibition. — Le coït mental et l'extinction du flambeau. — Le changement de pâture. — Allumettes suédoises.
Emotivité et angoissantes phobies. — Le cerveau et la moelle. — L'opprobre de la médecine et la détresse génitale. — Graves conséquences de l'apragmatisme sexuel. — Mélancolie et persécution. — Neurasthénie génitale et anomalies mentales.

« Le meilleur de la vie est dans la matinée » : au cadran de Vénus, six heures et demie succèdent bientôt à midi. Il passe vite, cet âge heureux chanté par Lamartine :

Où la fleur de l'amour nous parfume le cœur ;
Et l'admiration, dans notre âme ravie,
N'a plus, pour la beauté, qu'un rayon sans chaleur.

Toutefois, les hommes sont loin de pouvoir cesser d'aimer au même âge : on voit des nonagénaires qui n'ont pas encore amené le pavillon, lorsque des hommes de 40 à 50 ans ont déjà mis leur sixième sens en berne. D'après les diverses confidences qui nous sont faites, bien des malades chroniques (et même des mourants) présentent encore des ardeurs génitales insolites : ils espèrent ainsi peut-être se prouver à eux-mêmes leur vitalité et se rattacher à l'existence. Ils ne font qu'imiter, en cela, certains animaux, dont les amours sont toujours des suicides. Renan, dans son *Abbesse de Jouarre*, soutient cette opinion, qui n'est peut-être paradoxale qu'à moitié : « L'approche de la mort est un puissant aphrodisiaque. »

« Cinquante-trois ans », prétend Diderot, voilà l'âge des grands amoureux. Peut-être, mais ce n'est, certes, pas l'âge habituel des solides érections. L'affaiblissement viril est même assez marqué généralement entre 50 et 60 ans, pour faire admettre, par quelques

auteurs, une sorte d'âge critique masculin.
Etat congestif habituel, teint violacé, som-
nolences, crampes, dyspepsie, urines char-
gées, mental triste et découragé, nous représentent alors d'insolites symptômes, liés
peut-être à la régression des glandes testiculaires et interstitielles et entraînant la raréfaction inévitable de la sécrétion génitale :
le rôle stimulant et névrosthénique du sperme
résorbé, sans trêve, dans le torrent circulatoire, se trouve, une fois de plus, démontré
par l'asthénie de la soixantaine.

Ce sont surtout les sexuels, les « jupon-
niers », qui sont victimes de ce prétendu retour d'âge. Une impuissance, *même relative*,
assombrit leur caractère et déprime leur système nerveux. Dans nos observations cou-
rantes, il ne s'agit le plus souvent, que d'une
crise passagère, avec les symptômes qui
précèdent, survenant, en pleine vitalité, chez
un arthritique, ayant largement dépassé la
quarantaine. Le retard des oxydations, le
ralentissement nutritif, atteignent, corréla-
tivement, le système cérébro-spinal et entraînent la propension psychonerveuse. On
peut et l'on doit triompher de cette crise,

en luttant contre l'encrassement de l'économie, en provoquant dans le sang de bienfaisantes décharges, capables d'éliminer l'urée, les chlorures et l'acide urique en excès et de favoriser la rétention des phosphates : nous obvions parallèlement à l'invasion de l'artériosclérose, cette rouille de la vie. Les laxatifs, les alcalins, les iodures, les cures d'eaux et d'altitude, le régime lacto-végétarien, les ferments digestifs, les frictions, douches, massages, pratiques électrothérapiques (la diathermie, notamment) modifieront tous les symptômes alarmants et ramèneront l'équilibre organique.

Il n'est pas rare de constater que ces traitements améliorent sensiblement les fonctions génitales : en supprimant les « pannes » péniennes et s'opposant à la défaillance orchitique, on consolide l'édifice du système nerveux, qui repose, essentiellement, sur le grand ressort de l'amour et sur « la pointe que vous savez », comme le dit un vieux chant breton. Aussi, pour l'homme sur le retour, une jeune femme est loin d'être, comme on le croit vulgairement (*virgo libidinosa senem jugulat*) un danger : elle est plutôt un agent stimulant et modérateur qui vient s'opposer utilement à l'éclosion sournoise d'un état d'obsession psychasténique.

On voit, parfois, le retour d'âge masculin amener une sorte de retour de flamme : les érections, alors, ressuscitent, l'éréthisme fait place à la frigidité et l'impuissance aux caprices sexuels les plus extravagants :

> Si l'armure n'est complète,
> Si tout ne va comme il faut,
> Il vaut mieux faire retraite,
> Que préparer un assaut.

A ce conseil de Pierre Corneille, le vieux, faux-prêtre de Vénus préfère, malheureusement, les excitations qui le font retomber aux vices des collégiens (les deux pôles de l'existence virile affectant d'étranges ressemblances) : la crainte de ne plus être un homme agit autant que celle de ne point paraître encore un homme, ainsi que l'observe Michel Corday, dans ses *Feux du Couchant*. Le besoin génital survit même parfois à l'appétit sexuel : dernier énigme du sphinx charnel (Bernanos). Les désirs du vieux sont d'ailleurs, bien plus âcres et son plaisir est bien plus furtif que celui du jeune homme : pour

éviter les railleries des femmes expérimen-
tées, il s'adresse de préférence aux naïves
mineures, qui ne lui reprochent pas sa faiblesse irritable, ses éjaculations rapides et
incomplètes et sa parésie médullaire, s'opposant à la prolongation et même au déclan-
chement de la jouissance parfaite.

V. Hugo dit que « dans l'œil du vieillard,
on voit de la lumière ». A. France y voit
surtout de la lubricité. Il est certain que le
vieillard dissimule et *refoule* fréquemment
une bête insatiable : le fameux « cochon qui
sommeille ». De grands saints mêmes (saint
Paul, saint Benoît, saint Jérôme, saint An-
toine) eurent, dans un âge avancé, à soutenir de rudes combats contre les démons de
la luxure. Malherbe, Bernardin de Saint-
Pierre, V. Hugo, Gœthe, etc., gardèrent, fort
tard, un tempérament juvénile : à 75 ans,
Bernardin écrivait son *Hymne à Vénus* et le
traduisait en actes. — «Voyons, Auber, vous
n'en finirez donc jamais, avec vos petites
femmes : songez-y, vous avez 88 ans bien
sonnés. — C'est possible, répondit le musi-
cien : moi, je n'ai rien entendu ». — On rail-
lait Cicéron qui, à 60 ans, épousait une jeune

fille de 20 ans : « demain, elle sera femme »,
répondit-il.

Le réveil des désirs, l'été de la Saint-Martin, accompagné de ce manque de pudeur, qui est l'apanage habituel de l'insénescent, deviennent fertiles en désastres fréquents. Properce évoque, en un beau vers, ces amours d'arrière-saison :

Sæpè venit magno fœnore tardus amor.

Redevenu fâcheusement viril, le pénis s'érige alors (comme le dit Corday) *en pivot* d'une destinée malheureuse et souvent abrégée : *turpe senex miles, turpe senilis amor* :

Un barbon à l'amour doit-il s'abandonner ?
On ne peut trop craindre d'en prendre,
Quand on ne peut plus en donner.

(Pavillon, 1720).

Le vieillard amoureux n'est jamais excusable.
Pour peu qu'on s'examine, on s'en tient méprisable.
On s'en hait, et ce mal, qu'on n'ose découvrir,
Fait encor plus de peine à cacher qu'à souffrir...
Que le moindre retour vers nos belles années
Jette alors d'amertume en nos âmes gênées !
Que n'ai-je vu le jour quelques lustres plus tard ?
Disais-je; en ses bontés peut-être aurais-je part.
... Et ce feu, que de honte on s'obstine à contraindre,
Redouble par l'effort qu'on se fait à l'éteindre.

(H. CORNEILLE (Pulchérie).

Et Racine (dans *Mithridate*) :

Ne laissons pas remplir d'ardeurs empoisonnées
Un cœur déjà glacé par le froid des années.

Ces conseils, traduits en vile prose, signifient que le vieux doit s'abstenir de pourchasser les femmes de ses assiduités et de leur tenir des propos gaillards : il ne lui sied nullement de faire le houzard et « d'agacer risiblement la mort avec les jeux printaniers qui donnent la vie » (Beaumarchais). Bussy-Rabutin comparait l'amour à la petite vérole, qui tue lorsqu'elle prend sur le tard. Buffon se plaisait à recommander au vieillard de ne pas chercher à ressusciter une chair morte au plaisir et de savoir observer la continence, sans se laisser leurrer par des ébauches d'érection, nullement escortées de ces aiguillons de la chair qui traduisent les vigoureux besoins de la nature, dans la jeunesse. Buffon ignorait les causes prostatiques du priapisme sénile, feux de paille qui peuvent flamber, mais ne durent pas, ainsi que le proclame cette complainte du xiiie siècle, exhalant les regrets du vieillard impuissant :

> Operari dum licuit,
> Voluntas mihi defuit :
> Quum voluntas tribuitur,
> Nunc facultas adimitur !

Cependant, le vieillard ne doit nullement enterrer ses organes génitaux, tant qu'ils manifestent encore de la vie. Ce qu'il doit éviter, ce sont les excitations artificielles, les objets passionnels exagérés et surtout les aberrations, dictées souvent par son impuissance : « il doit abandonner les chemins forestiers, pour suivre la route nationale » (F. de Croisset).

On a tort de se moquer du vieillard amoureux : « j'aime, donc je suis ; je n'aime plus, je ne suis plus rien », dit, non sans raison, A. France. Un exercice sexuel modéré semble, du reste, favorable à l'équilibre physique et mental, à la conservation de la bonne humeur, à la plénitude harmonique de l'énergie (1). Le vieillard retardera donc, le plus possible, l'heure d'une complète démobilisation sexuelle, se contentant

1. Gœthe considérait comme gardienne de vigueur la conservation de l'aptitude génitale à un âge avancé. « La nature devrait bien nous avertir » déclarait ingénument Victor Hugo octogénaire au Dr G. Sée qui lui signalait les périls de sa complexion amoureuse.

de freiner sans dételer. N'est-ce pas, comme l'a dit Montaigne, « grande simplesse que d'anticiper sur les incommodités humaines et de ne pas empoigner les occasions de plaisir » ? En un mot, il faut chercher à rester longtemps un jeune vieillard.

L'essentiel pour l'insénescent est de ne pas prêter l'oreille à ce polisson de lord Chesterfield, lorsqu'il conseille de ne pas aimer une femme, d'aimer toutes les femmes. C'est, au contraire, une fidèle monogamie qui convient le mieux au vieillard et prolonge, le plus sûrement, son existence. Pour les couples unis, la vieillesse n'est qu'un mot : observez comme l'homme âgé juge sa femme toujours jeune et comme, par autosuggestion, il se voit, lui-même, comme il la voit. Il ne se sent pas vieillir ; il ne se juge jamais trop vieux (1).

L'hygiène des organes génitaux, chez l'insénescent, consiste dans l'exercice en plein air (la marche est l'un des meilleurs), un

---

1. Cet idéal de vie saine se trouve inscrit au *Livre de Tobie* : « Se réjouir avec la femme de sa jeunesse ». La tendresse conjugale, consolidée par l'estime et le respect réciproques, nous représente la forme la plus hygiénique (et aussi la plus émouvante) de l'habitude.

court séjour au lit, des vêtements chauds, des bains, frictions et massages. Il faut éviter la station assise prolongée, aussi bien en chemin de fer et en auto que dans le fauteuil du bureau. On écartera du régime habituel les plats excitants et épicés, le vin pur et l'alcool, les boissons diurétiques, les excès de viande. L'atonie intestinale sera combattue par les laxatifs et surtout par lés lavements chauds, particulièrement utiles à la santé de la prostate. Des rapports sexuels, trois ou quatre fois par mois (mais conclus sans excitations ni prolongations anormales), lui sont bien plus favorables que la continence absolue,... à la condition qu'ils soient possibles. Enfin, les travaux physiques et intellectuels représentent un important élément de macrobiotique : « Quand on est jeune, il faut aimer comme un fou et quand on est vieux, travailler comme un diable » (Voltaire).

*
*   *

L'origine de l'impuissance est fréquemment testiculaire. Notre immortel railleur, Voltaire, a cru pouvoir nous affirmer que, lorsqu'on a été grand eunuque, il en reste toujours quelque chose! Cependant, si la castration a été faite après la puberté, la faculté de coït peut être conservée, ainsi qu'on l'observe dans la secte russe des skoptzys. On sait que les Romaines du temps de Juvénal aimaient à profiter de ce genre de castrats, pour se livrer à des débauches sans risques. Dans les accidents du travail, la perte des testicules et même les grands traumatismes de la région périnéale engendrent toujours l'anaphrodisie, avec indolence de l'énergie :

L'amour est un enfant que la foule intimide :
Il lui faut des témoins, mais il n'en veut que deux.

A côté des anorchides, il faut placer les « hypotesticulaires », décrits déjà par Arétée et que Lorain dénomma les *infantiles*. Chez eux, l'alchimie de la puberté ne se manifeste pas ; les testicules et le pénis demeurent chétifs, avec absence de poils pubiens, larynx réduit, manteau adipeux très marqué, membres inférieurs de longueur exagérée, caractère moral veule et souvent déséquilibré. Ce manque de formation virile s'observe volontiers chez les jeunes gens issus de tuberculeux, de cancéreux, de syphilitiques, de cardiaques, de névropathes : on dirait que la Nature cherche, par le moyen de l'infécondité, à arrêter la transmission héréditaire de ces états morbides. Mais il existe chez les adolescents une cause fréquente d'infantilisme, qu'il importe de savoir dévisager : ce sont les végétations adénoïdes, dont la facile extirpation transforme, couramment, en jeunes coqs des poussins chaponisés avant la lettre.

Il existe, chez l'adulte, un infantilisme tardif, caractérisé par un teint cireux, un visage fripé, quelquefois bouffi, la chute des moustaches, de la barbe, des cils, sourcils et poils du pubis, la réduction de la verge en longueur et en grosseur, avec allongement du prépuce et décoloration du gland, la mollesse et l'atrophie des testicules. Le sujet apparaît dépouillé de son pouvoir sexuel et privé de toute érection : il est apathique et complètement indifférent pour la femme. Parfois, un développement anormal des seins (*gynécomastie*) se manifeste parallèlement. Cette sénilité génitale précoce semble avoir

une origine endocrinienne pluriglandulaire :
on peut donc essayer de réactiver les sources
de la virilité par la thyroïdine, l'orchitine,
l'hypophyse, l'ovarine même (en Amérique,
on a préconisé la poudre de surrénale). Mais
on ne devra pas s'attendre à des résultats
curatifs bien brillants. Le silence de la fonction est définitif, si la verge reste petite,
allongée, flétrie et flasque (*Virga debilis,
tenuis, flacca*, des anciens légistes). Certains
pseudo-mâles ainsi démunis sont encore sus-
ceptibles de vagues érections : mais ils
se posent sur les vulvo-vagins comme papillons sur fleurs, sans leur causer plaisir ni
peine.

Un prépuce trop serré, d'une ouverture
insuffisante pour laisser passer le gland, gêne
considérablement l'érection et rend la copulation à peu près impossible. On sait que ce
fut le cas du roi Louis XVI. Le sperme éjaculé s'arrête dans la poche du phimosis, dont
il ne peut sortir qu'en bavant, ce qui entraîne
la stérilité. La circoncision s'impose évidem-
ment dans ces cas. Nous verrons plus loin
qu'elle est souvent aussi le meilleur moyen
de lutter contre l'onanisme « cette fonction

de l'adolescence » (Brissaud). Cependant, il importe de ne pas découvrir radicalement le gland par une suppression absolue du prépuce : car l'excitabilité génitale et la jouissance complète du coït sont certainement liées au frottement préputial, pour une assez large part.

L'hydrocèle et le varicocèle sont des causes d'impuissance, que la chirurgie a également le pouvoir d'éliminer. Dans le traitement du varicocèle, la compression par le suspensoir est souvent insuffisante pour obvier à l'anaphrodisie (chez les cavaliers, par exemple). Il faut alors songer à l'intervention opératoire.

Un écoulement urétral chronique, avec ou sans rétrécissement, est parfois constaté, chez les impuissants : il faut le faire disparaître par les lavages au permanganate, les injections et instillations mercurielles ou argentiques, les électrolyses, les courants diathermiques (locaux et généraux diffusés), les douches filiformes du périnée, les dilatations urétrales progressives, les massages de la prostate. En agissant principalement sur la région que Le Fur nomme le « carrefour génito-urinaire », en traitant énergiquement, après contrôle urétroscopique et micrographique, les lésions groupées autour du verumontanum, on guérira fréquemment l'impuissance, même confirmée. C'est dans cette région, lieu d'émergence des canalicules prostatiques, que siège l'excitabilité réflexe de l'érection : c'est pourquoi les cautérisations de l'urètre postérieur et des canaux éjaculateurs, que nous montrerons si efficaces contre la spermatorrhée, le sont également contre l'anaphrodisie : cette dernière est due parfois à des éjaculations cuisantes, par suite d'obstruction inflammatoire qui nécessitera le sondage des canaux.

L'*herpès génital*, cette odieuse petite maladie, a un pouvoir, d'abord excitant, mais bientôt déprimant, sur les érections et entretient, d'ailleurs, chez les phobiques, les craintes de contamination vénérienne. Les lotions salicylées, le poudrage au calomel, l'arsenic à l'intérieur et, avant tout, la fidélité dans les relations amoureuses, triomphent habituellement des poussées herpétiques, humiliantes et souvent douloureuses.

*
* *

« La sensuelle jeunesse est souvent moins ardente en ses désirs que la vieillesse en exaltation d'amour » (Shakespeare). Le grand penseur confirme ce que nous disions, il n'y a qu'un instant, de l'amour sénile. Nous observons parfois que le mariage des adolescents, après la hantise et l'effervescence des débuts, aboutit, assez vite, à l'impuissance de l'époux, devenu blasé et incapable de réamorcer, avec la même femme, la fonction obnubilée :

> Amour, ton feu ne dure guère :
> Un rien l'allume, un rien l'éteint.
>
> (Panard)

On voit aussi le jeune époux, sortant des bras d'une maîtresse experte ou de professionnelles graduées en l'art de provoquer la jouissance par de savantes caresses, se trouver désemparé et même désarmé, lorsqu'il arrive aux prises avec une vierge ignorante des manœuvres capricieuses de l'amour et souvent même à moitié disposée à subir les rapprochements physiologiques. Parfois, l'obnubilation sexuelle vient de ce que l'époux redoute de faire souffrir son épouse par le choc trop impétueux d'une maladroite initiation. La résistance d'une membrane hymen épaisse et d'un vagin étroit nuit grandement aux premiers contacts et met obstacle aux érections : « Hercule avec des facilités, l'homme devient facilement Origène par des rebuts », a dit Voltaire. D'ailleurs, si, à la lune de miel, le mâle frappe maladroitement à la porte du temple (périnée, περὶ νάος, veut dire « autour du temple ») cette impéritie irrite l'hymen. La défloration étant ratée, le spasme du vaginisme (ou vulvisme) dresse un vigoureux obstacle aux rapports ultérieurs. Lorsque le cachet virginal n'a pas été rompu, les caroncules myrtiformes douloureuses provoquent, au moindre contact, la contracture du vagin ; et le pauvre jeune mari, même s'il a récupéré l'érection la plus dure, restera en marge de ses prétentions, si une dilatation chirurgicale libératrice n'intervient point.

Inversement, la largeur insolite des parties féminines, surtout avec sécrétions leucorrhéiques, devient une cause de frigidité masculine, par la suppression des contacts indispensables et la diminution des frottements utiles. L'inappétence vénérienne peut être due, assez souvent aux défauts locaux d'une partenaire peu engageante : effondrement ou déchirure du périnée, béance vulvaire, laxité générale des organes voués à la constriction du pénis, qui devient alors le *telum imbelle sine ictu !*

Le coït pratiqué *extra vas debitum*, (comme le désignent les jésuites), l'usage du condom préservatif, l'emploi, contre le vaginisme, des pommades à la cocaïne et à la belladone (qui agissent souvent davantage sur le gland que sur le *constrictor cunni*) sont également, pour le membre viril, des raisons de désarmement et de mollesse. La répugnance de l'épouse à l'amour décourage (cela n'est pas rare) les érections maritales : certaines *spermatophobes* ne considèrent leurs époux que comme les persécuteurs de leur pureté et prennent parfois en haine, trop visible, leurs plus amoureuses avances.

L'anaphrodisie peut résulter de maladies infectieuses (1) (l'asthénie post-grippale est

1: Les *tuberculeux* sont, cependant, des hypergénitaux, des « embrasés », la toxine bacillaire étant peut-être aphrodisiaque.

fort connue), de néphrite, du diabète (1), de lésions surrénales, d'empoisonnement chronique par l'alcool, la morphine, le plomb, l'arsenic, le mercure. Parmi les agents extincteurs des désirs, signalons les anesthésiques et les analgésiques, les bromures, le camphre, la digitale, la quinine. Chez les anciens, la laitue passait pour calmer l'éréthisme génital (on l'appelait *eunuchion* pour cette raison) ; la ciguë, d'après saint Basile, *extinguit rabiosas cupidinitates*. L'abus de la cigarette et surtout du tabac à priser (Quintard) conduit à l'émasculation. Le café a été surnommé, non sans raison, la « liqueur des chapons » et une reine de Perse prétendait rendre hongre un cheval, en lui faisant boire du café à haute dose. Il est certain que le tabac, comme le café, pris aux doses normales, ne mérite aucunement cette mauvaise réputation.

1. Le *diabète* entraîne (quoique moins souvent que le prétendent nos classiques) l'*impotentia coeundi*. Le médecin a donc le devoir d'analyser les urines de l'homme qui devient impuissant encore dans la force de l'âge : si la glycosurie est constatée, on devra, sans retard, instituer régime et traitement appropriés. J'ai eu particulièrement à me louer du glycérophosphate de quinine, du permanganate de potasse (en solution) et de

Il n'en est pas ainsi pour les rayons X, qui annulent les aptitudes copulatrices et surtout fécondantes, en stérilisant la glande testiculaire proprement dite, sans troubler, en général, la sécrétion interne de la glande interstitielle, indispensable condition de l'acquiescement amoureux. L'atrophie orchitique par les rayons est assez pernicieuse pour aller jusqu'à la suppression complète des zoospermes, menaçant socialement la vie de l'espèce. Il faut d'ailleurs, fort heureusement, des doses très pénétrantes de rayons, pour réaliser cette sorte de castration non opératoire. Méfions-nous, cependant, du maniement radiologique par des profanes que le diplôme médical n'entoure pas des garanties nécessaires. *Agitur de pelle humanâ*, de la conservation des lignées spermatogénésiques, sinon du sens génital et de l'appétit sexuel proprement dits.

C'est la réplétion des vésicules séminales qui fait le mieux démarrer l'érection. Certains virus et toxines (syphilis, tuberculose, lèpre), les premiers stades de l'ataxie et de

l'arséniate de strychnine, contre l'anaphrodisie des diabétiques.

la paralysie générale ont un pouvoir aphrodisiaque bien connu, mais aboutissant vite à l'impuissance. Il en est de même des climats chauds qui, après avoir excité les abus, entraînent la cessation des fonctions génitales ; la zone torride est fertile en fureurs érotiques factices. Le froid excessif des pays du Nord semble aussi, pour l'amour, une cause avérée de défaitisme.

Le surmenage physique est hostile aux érections. Hippocrate nous a décrit l'impuissance des Sarmates par les abus de l'équitation (il faut aussi tenir compte, chez les cavaliers, de l'action fréquente du traumatisme testiculaire). Galien dit que, chez les athlètes, qui vivent étrangers aux plaisirs de Vénus, le pénis devient grêle et vidé comme celui des vieillards et qu'on s'étonne de cette misère spéciale, chez des êtres si vigoureux. Ovide dit que Vénus aime l'oisiveté et nous montre Diane, la déesse de la chasse, comme sa cruelle ennemie. En résumé, l'amour des sports se concilie peu avec le sport de l'amour, sauf en ce qui concerne l'équitation qui, au début du moins, excite incontestablement la lubricité par les mouvements de contact de l'animal et le magnétisme bestial qu'il dégage. Exceptons aussi les danses modernes, cet amour « vertical » de Marcel Prévost.

Chez l'obèse, le sperme s'appauvrit en spermatozoïdes stimulateurs. D'autre part, le ventre isole le gastrophore du contact charnel profond et conduit le porteur de cette vexante infirmité à l'abdication copulatrice et, comme conséquence, aux aberrations génésiques : à de désagréables déconvenues, succèdent, parfois, des dérèglements dangereux, si l'obèse en prend l'habitude néfaste, ce qui n'est point rare.

Une frigidité persistante guette aussi ces viveurs qui *tirent à blanc* plusieurs fois par jour, afin de pouvoir se vanter de leurs performances : cette sorte de masturbation *conservatrice* avait été, naguère, préconisée par Brown-Sequard, pour obvier à la débilité de l'insénescence et retarder l'agonie sexuelle. Le suc testiculaire non éjaculé se résorbe, pensait-il, dans le torrent circulatoire et exerce secondairement un pouvoir dynamogénique. Mais cette action, lorsqu'elle existe, est momentanée et l'anaphrodisie complète lui succède généralement.

La continence prolongée est, bien plus souvent que les excès, une cause d'impuissance. Dans une autobiographie saisissante (quoique dénuée de tout détail lubrique ou simplement lascif), *Le Cri de la chair* (Dentu, éditeur), un prêtre anonyme a décrit, en 300 pages, les dramatiques péripéties de la lutte pour la chasteté. La continence prédispose à l'artériosclérose, ce qui prouve que le désir use davantage que la jouissance elle-même : la souris épuise le chat à se faire convoiter sans se faire prendre (Toulet). Si la continence mène à l'impuissance sexuelle, c'est non seulement parce que

A rester au fourreau, les meilleurs fers se rouillent,

mais surtout parce qu'elle arrive à supprimer le désir, cet aphrodisiaque de premier ordre, écho habituel d'une joie sexuelle antérieure, que l'imagination vient reconstruire avec éréthisme et, en quelque sorte, *regonfler*, par la résorption de produits sexuels à maturation.

* *

L'imagination est coutumière de jouer de vilains tours à des mâles de bonne conformation et même à des intrépides au « déduit ». Une timidité insolite, une extrême torpidité, naissent parfois aussi du désir de trop bien faire. Le moyen âge attribuait ces « pannes » en amour aux maléfices du sorcier « noueur d'aiguillettes », c'est-à-dire condamnant sa victime à ne pouvoir exhiber sa raideur sexuelle, les parties amoureuses demeurant inertes et refusant toute obédience. Cette disgrâce assez commune fut connue et décrite de toute antiquité : les anciens ont cru qu'un sort était jeté par de magiques envoûtements, principalement sur les hommes les plus vigoureux au coït.

L'aventure du poète Catulle, adroitement exposée par Pariset, nous narre avec charme cette infortune, arrivée à tant d'honnêtes gens ; « Catulle soupire pour Lesbie. Au souvenir de ses secrètes beautés, son esprit, échauffé par mille images voluptueuses, ne connaît plus de félicité que dans la possession de tant de charmes. Catulle plaît, Lesbie cède. Mais le moment de la victoire est celui de la faiblesse et de l'humiliation. Rendu avant de combattre, Catulle se cherche et ne se trouve plus : il s'étonne de s'échapper à lui-même. Affligé d'avoir tant promis, confus de tenir si peu et de n'accorder à l'amour que le prix qu'on garde à la haine, il gémit d'un triomphe qui le couvre de honte. Consumé, désormais, de l'ardeur et des vains efforts de sa flamme, adorateur sans culte et sans offrandes, il s'éloigne, avec désespoir, d'une beauté que ses serments et ses froideurs ont doublement outragée. »

La poésie du xvIII^e siècle a bien exprimé l'état d'âme du malheureux à l'aiguillette nouée :

> Lise se prête et fait tout pour le mieux :
> Mais, ô disgrâce, au fond du sanctuaire,
> Le feu sacré s'éteint ; plus d'encens pour les Dieux !

. . . .

> Hélas ! à cette triste épreuve
> Sitôt je ne m'attendais pas,
> Ni que ma femme, entre mes bras,
> De mon vivant, deviendrait veuve... »

Chez les Romains, Tibulle avec Délie, Ovide avec Corinne, souffrirent et décrivirent poétiquement semblable mésaventure. Pétrone a vanté les passes magnétiformes, grâce auxquelles une vieille femme releva son « lièvre » endormi. Au moyen âge, on proposa diverses méthodes capables de renouer l'aiguillette : la plus suivie consistait à uriner trois fois dans l'anneau conjugal, en disant : *in nomine Patris !* Chose extraordinaire, prêtres, médecins et magistrats croyaient, dur comme fer, à ces diaboliques inepties, à ces détestables superstitions : contre les malices de Satan, la théologie multipliait aumônes, oraisons, exorcismes, voire excommunications...

L'anaphrodisie d'origine psychique est l'un des privilèges peu enviables de notre humaine espèce. Car, ainsi que l'a dit le Régent du Parnasse :

Jamais la biche en rut n'a, pour fait d'impuissance,
Traîné, du fond des bois, son cerf à l'audience.

Une soudaine « impotentia coeundi » se déclare sous un choc émotionnel : propositions repoussées, acte raté, surprise au moment psychologique, etc... La reviviscence, consciente ou non, d'une inhibition passagère, compromet gravement les préliminaires d'un coït ultérieur et nuit souverainement à l'érection.

Les préoccupations morales et mentales

(deuils, déceptions, pertes d'argent, obsessions d'un travail ou d'un concours) résolvent
souvent en platonisme (ou en sensations fortement émoussées) l'ardeur pénienne indispensable. Ce sont surtout les intellectuels
et singulièrement les poètes, musiciens, avo-
cats, financiers, politiciens, qui sont victimes de leurs excès d'idéation et confirment,
à leur détriment, cet aphorisme de notre
Buffon : « en amour, le physique seul est
bon ». Une analyse exagérée des sentiments
et sensations érotiques joue aussi, sur le
centre génito-spinal, un rôle d'empêchement.
La crainte des maladies vénériennes (1) ou
du coït fécondant (Vénus et ses deux risques)
peut autosuggestionner certains mâles émotifs et les transformer en timides sexuels.
Mais, le plus souvent, l'anaphrodisie psychique est due au désir trop empressé, qui
surchauffa, parfois longtemps d'avance, l'imagination : le pénis désarme, de bonheur et

1. On a donné du poison à Eros : il n'en est pas mort,
mais il en est resté empoisonné (Nietzsche).— Comment
cette belle cause d'amour a-t-elle pu produire sur vous
un effet si abominable ? — demande Candide à Pan-
gloss, lorsqu'il le retrouve, victime de Cupidon et de la
vérole, pourri d'ulcères et de pustules.

d'appréhension, parfois à la vue des attraits placés à sa disposition. Combien de gens, puissants lorsqu'ils sont seuls avec eux-mêmes, deviennent incapables d'ériger en présence des réalités ! Rien de plus dangereux, pour leur avenir, que le coït mental. Il éteint par avance le flambeau du sacrifice.

Rabelais prétend que « changement de pâture éjouit les bœufs ». Cela est souvent exact. Mais on voit aussi, chez certains célibataires surtout, une liaison nouvelle entraîner l'anaphrodisie. J'ai fait allusion, dans mon *Hygiène des Sexes*, à ces mâles n'ayant d'érections possibles qu'avec la même femme, comparables à ces allumettes suédoises qui ne sauraient s'enflammer que sur leur boîte...

Les émotifs sont d'autant plus exposés à de piteux échecs, qu'ils s'évertuent davantage au résultat désiré. Il importe de combattre (par tous les moyens que mentionne notre chapitre du *Traitement*) cette angoissante phobie, de plus en plus alimentée par d'infructueuses tentatives. Et surtout, bannissons, autant qu'il est possible, la réflexion et l'attention, ces opérations purement cérébrales, qui contrecarrent nos réflexes médullaires instinctifs et compromettent l'équilibration génito-spinale. Toutefois, il ne nous coûte rien d'avouer que l'impuissance de souche psychique est l'opprobre de la médecine et l'impuissant le paria du médecin...

La constitution émotive est responsable de la plupart des détresses génitales, chez les sujets jeunes. Tristement touchés par l'instabilité de leur dard rebelle, ils se croient gravement malades, menacés de gâtisme, etc., et sont même travaillés par des idées de suicide. Certains nerveux, exclusivement portés aux rêveries de sentiment, sont, en dépit d'une bonne conformation, dégoûtés de toute réalisation amoureuse et souffrent d'apragmatisme sexuel. Lorsqu'ils délirent, leur délire s'oriente du côté des idées d'*influence*, délusion qui leur sert à interpréter leur triste état. Le médecin doit apprendre à se méfier de tout psychopathe sexuel à allure mélancolique : car ce malade se transforme aisément en persécuté et se venge parfois, sur lui ou sur d'autres, de ne pouvoir guérir.

Souvenons-nous aussi que l'indifférence de l'homme jeune et *bien constitué*, pour le travail d'amour, est fréquemment révélatrice

d'une anomalie mentale au début : la pré-
tendue neurasthénie sexuelle voisine habituellement avec la vésanie ou l'hypocondrie
(tous les praticiens ont pu en faire la remarque).

CHAPITRE III

Onanisme. Spermatorrhée. Inversion.

L'orgasme sans coït. — La masturbation chez les enfants. — Prématuration et inquiétude sexuelles. —
Pauvre puceau ! — Les origines de l'onanisme per-
sistant. — Les tentations du vice solitaire. — Pessimisme et désenchantement de l'adolescence. — Une
habitude automatique. — Scrupules et remords. —
Narcissisme maladif et humilité rancunières. —
Symptômes physiques du masturbé. — Détresse de
« l'animal triste ». — Prométhée à la manque. — Satisfactions immédiates et perversités de l'instinct. —
Nécessité d'éclairer et de protéger l'adolescence contre
les initiations malpropres. — Le rôle du prépuce. —
Prédisposition névropathique. — Le libido sexualis
et la psychanalyse. — Refoulement dans le subconscient. — L'excitation répétée de la zone érogène aboutit à la névrose d'angoisse, surtout lorsqu'il
y a interruption de l'éjaculation. — Caractères
sexuels des masturbateurs. — Hygiène à requérir. —
Conseils prophylactiques et curatifs. — Sus à l'internat scolaire ! — Méthodes coercitives contre l'onanisme. — Le priapisme et ses causes, symptômes et
traitements rationnels. — Les pertes séminales involontaires ou spermatorrhée. — « Wet dream » de
l'adolescent. — Symptômes nerveux et autres. — La
déperdition phosphorée. — Obsessions hypocondria-
ques. — Les écoulements prostatiques. — Alternatives de prostration et d'inquiétude, de tristesse et
d'irritabilité. — La colique spermatique et son traitement. — Aberrations génitales : invertis, homo-

sexuels ou uranistes. — Le troisième sexe. — Perfi-
dité de Cupidon : anima mulieris in corpore virili. —
La persistance du corps de Wolf. — Baiser et morsure. — Exemple des bêtes. — Pourquoi des êtres
d'élite revendiquent et célèbrent le « vice à tergo ».
— Mordlust und Wollust — Survivance du rut bestial : ad augusta, per angusta. — Les caractères de
l'homosexuel. — Odor di femina. — L'asymptote et
la courbe. — La cure des singuliers masculins et des
aberrants sexuels. — La rééducation hétéro-sexuelle.
— Suggestion et isolement. — La co-éducation, pré-
ventive et curative des obsessions uranistes.

La provocation artificielle de la jouissance
sexuelle, de l'orgasme vénérien, sans coït,
est connue sous le vocable biblique d'onanisme : la masturbation est sa modalité la
plus commune. Chez le bébé, la verge n'est
qu'un joujou et l'onanisme un tic inconscient. Mais, si l'on ne réprime de bonne
heure les mauvaises habitudes de la prime
enfance, elles peuvent, en sollicitant les
érections, éveiller une précocité génitale physiologiquement très fâcheuse. La prématuration sexuelle est l'apanage fréquent du cri-
minel, pendant que la zoologie nous montre
prompts à mourir vite les animaux les plus
hâtifs à copuler. D'autre part, les parents ne
doivent pas s'obséder par la funeste idée
d'onanisme, chez leurs enfants, qu'ils ne peu-

vent plus quitter « sans leur recommander de ne pas se tripoter » (Lasègue). Rien de plus propre à entretenir le tic et à aggraver l'inquiétude sexuelle, en excitant la curiosité.

Vers quatorze ans, comme le dit une vieille chanson,

> On sent déjà, malgré son innocence,
> On sent déjà qu'on est fait *pour cela* !

La chair chatouille l'adolescent et éveille ces instincts amoureux vagues que Dumas fils compare à des dents de lait sans racines et tombant sans douleur. S'il va, alors, voir des filles, c'est généralement sur un fumier que s'épanouira la première fleur d'amour du pauvre puceau ! Il n'est pas rare, de voir la répugnance pour des professionnelles malpropres, contaminées (ou simplement vieilles), le rejeter dans la masturbation et les aberrations génésiques :

> Stultorum incurata pudor mala ulcera celat.

Alors, il n'est pas rare de voir le vice onanistique, après s'être emparé du jeune homme, s'étendre à l'adulte et même persister jusque dans la vieillesse, en dépit du mariage même : tant que l'érection reste possible, les relations matrimoniales étroites favorisent plutôt une *hétéro-masturbation* quotidienne, qui devient un pseudo-besoin impérieux (et parfois irrésistible) chez certains vieillards.

Il importe, à la puberté, de dévisager et de combattre avec énergie les pratiques de l'onanisme. Elles ont, hélas ! le plus grand attrait pour les timides, les impatients et les imaginatifs, qui disposent ainsi à leur gré, comme le dit Jean-Jacques, de tout le sexe et peuvent « faire servir à leurs plaisirs la beauté qui les tente, sans avoir besoin d'obtenir son aveu. » L'adolescent masturbateur devient distrait ou tombe dans la prière, avec l'espoir d'en retirer la force de résister à son vice. Ce vice est bien plus fréquent chez les intellectuels que chez les ouvriers : mûri, désenchanté et décadent avant l'heure, vous le connaissez, ce lycéen pessimiste, enragé contre la femme et vous pénétrez, à la fois, les raisons et les causes de ce désenchantement.

Peu à peu, la funeste habitude devient automatique, avec déperdition évidente de la volonté et de la mémoire. Le sentiment de l'honneur et de la dignité fait place à des idées obsédantes de scrupule et de remords. Le respect de soi-même disparaît devant un narcissisme maladif, avec une humilité froide et rancunière, une apathie et une pusillanimité, non ordinaires à la jeunesse. Il nous faut aussi signaler, chez le masturbé, l'amaigrissement, malgré un appétit vorace, les gonflements et saignements du nez, l'inflammation des seins, les douleurs dans les cuisses et dans les lombes, la céphalée avec vertiges. Le spasme éjaculateur, d'une insaisissable brièveté, sépare le désir du regret.

L'onanisme est un vice plein de détresse et l' « animal triste » du dicton salernitain est bien plus vrai « post manustuprum » que « post coïtum ». Et cela s'explique : dans l'amour, meurt le moi (Hegel) tandis que dans l'onanisme, le moi s'exaspère, Onan étant un Prométhée « à la manque » (Drieu). Le besoin de coucher avec des femmes, disait cyniquement un masturbateur, n'est qu'un manque d'imagination. Le passage de l'idée à l'acte est si facile ! L'érection consécutive à des représentations mentales, visuelles, verbales, olfactives ou tactiles peut (et là est précisément le danger) recevoir satisfaction immédiate : « je t'arracherai plus facilement aux femmes qu'à toi », dit Jean-Jacques à Emile. Car la volupté artificielle reconstruit, pour la chair, ces images qui broient l'esprit et le cœur et ont pour cortège les perversités de l'instinct, dont l'amendement moral n'est que trop souvent illusoire.

Les adolescents (il faut bien le dire) ne sont pas suffisamment éclairés sur les périls inhérents aux choses sexuelles. Il faut leur apprendre à discipliner leurs instincts, à pratiquer la chasteté, à éviter la contagion et le mauvais pli de certaines camaraderies : il appartient surtout aux médecins des agglomérations scolaires d'instituer cette protection contre les initiations malsaines : elle est assurément délicate, mais indispensable. Parfois la suppression d'un prépuce trop long (1), même la simple section du frein de la verge ont la plus favorable influence sur les mauvaises habitudes de l'adolescence. Cependant,

1. Est-ce à cause du mélange de la race juive à nos races modernes ? Nous n'avons plus pour les circoncis la honte et le mépris que professaient les anciens : les Grecs stigmatisant du surnom de λειπόδερμοι les hommes

il est juste de l'affirmer : n'est pas onaniste qui veut : la prédisposition nerveuse (dégénérés supérieurs et inférieurs) joue, ici, le plus grand rôle. On la reconnaît assez aisément, par le tremblement de la parole, des paupières et des mains, le bronchement dans les phrases et les fréquents silences, les mains passées sur les yeux, la difficulté des travaux minutieux, parfois la polyurie et l'albumine dans les urines. L'onaniste est rêveur, boudeur, ennuyé, scrupuleux, haineux : sa sphère affective apparaît nettement déséquilibrée. Il est souvent onychophage.

Freud a cherché à prouver que la plupart des névroses sont dues à des préoccupations sexuelles préalablement censurées par notre conscience, puis refoulées dans notre subconscient et même dans notre inconscient. Ce *libido sexualis*, dérivé, transféré ou reporté, devient la cause ou l'origine de nom-

au gland découvert ; les Romains les ridiculisant sous le nom d'Apella :

> ...creda judæus Apella
>
> (HORAT, *Sat.*, 1,5).

On sait que les juifs persécutés par les empereurs trouvaient, à Rome, des chirurgiens grecs pour leur restaurer leurs prépuces par opération autoplastique.

breuses perversions morales ou mentales. Telle est, on le sait, la doctrine de la psychanalyse. Il faut bien dire que les Latins, plus que les Anglo-Saxons, échappent à ces sortes de *refoulements*, si dangereux pour l'affectivité. L'exploration du subconscient reste, chez eux, pour cette raison, le plus souvent stérile. Freud considère, dans ses ouvrages, l'onanisme comme un facteur des plus importants, parce qu'il excite toujours la même zone érogène et néglige les sources normales de la vie sexuelle. D'après lui, l'onaniste invétéré aboutit fatalement, à l'épuisement nerveux, en passant par la névrose d'angoisse : inquiétude et peur habituelles, anxiété, scrupules, doutes, hypocondrie, crises de constriction pharyngienne, épigastrique ou précordiale, idées noires, craintes de mort subite, etc. Tous ces phénomènes nerveux dérivent des satisfactions génitales anormales et incomplètes, la masturbation offrant toujours le danger de permettre à volonté, l'interruption de la jouissance finale : pratique qui ébranle singulièrement les centres nerveux.

Chez le jeune masturbateur, la verge se

développe notablement en grosseur et en longueur; le gland prend la forme d'une massue, les bourses deviennent pendantes. La sécrétion glando-préputiale ou smegma, augmentée grâce aux manœuvres de frottement, excite l'orgasme vénérien, par prurit, jusqu'à la détente spasmodique précédant l'éjaculation (sans qu'il soit même besoin du geste manuel automatique). C'est pourquoi l'on devra exiger, chez les adolescents, une minutieuse propreté des organes génitaux. On leur évitera aussi les exercices qui peuvent occasionner des frictions voluptueuses : les balançoires, l'équitation, la bicyclette, nuisent souvent aux prédisposés, ainsi que les voitures mal suspendues. Il faut aussi surveiller de près les mœurs des domestiques, des camarades et même, parfois, des maîtres. afin de prévenir l'initiation des enfants au vice solitaire.

C'est l'internat des collèges qui constitue l'engrais le plus malsain de la masturbation. Il faudra absolument faire l'impossible pour éviter cette réclusion aux enfants nerveux, inquiets, précoces, soumis à des écarts d'imagination. N'éveillons pas, chez eux, le sens génital, cherchons plutôt à le dompter et joignons, à l'aide des parents, l'admonestation prophylactique du médecin, dans l'époque dangereuse de la puberté. Parfois certains moyens coercitifs deviennent nécessaires, chez les onanistes enragés. Les anciens infibulaient le prépuce par un anneau coupant court aux érections. Nous préférons le port nocturne d'une chemise attachée aux pieds, sorte de camisole de force, ou le port permanent d'une ceinture métallique bien faite, dissimulée sous les vêtements.

* * *

Chez l'adulte et même chez le vieillard, il est un symptôme qui, parfois, peut pousser à l'onanisme : c'est le *priapisme*. Le priapisme est une sorte de crampe, provoquant l'érection à froid, ordinairement nocturne. Je l'observe, assez fréquemment, chez les dyspeptiques et les hépatiques, dont il entretient, parfois, la vulnérabilité nerveuse. C'est souvent un symptôme des rétrécissements de l'urètre, de l'hypertrophie de la prostate et des manifestations herpétiques du gland et du prépuce, qui excitent le centre médullo-lombaire de l'érection, mis en jeu aussi, parfois, par les réflexes cérébraux, le surmenage physique et intellectuel, les préliminaires du tabès (ou ataxie locomotrice) et de la paralysie générale. L'abus des mets épicés et l'usage des agents aphrodisiaques sont encore des causes de priapisme : on a signalé que, tous les ans, les habitants des îles d'Hyères en éprouvent les symptômes, par suite de l'ingestion d'oiseaux migrateurs nourris de mouches cantharides.

L'érection priapique est dure, persistante et parfois douloureuse, dépourvue, en tout cas, de toute sensation voluptueuse, ce qui la distingue du satyriasis. L'évacuation de la vessie distendue la fait cesser, tandis que le coït et l'onanisme l'exaspèrent. Le repos, les bains froids locaux ou de siège, les onctions sur la verge avec :

> ℞ Lanoline camphrée............ 60
> Salicylate de méthyle désodor.. 15
> Bromoforme 10
>
> M. (Monin).

l'injection urétrale d'huile morphinée et cocaïnée, la poudre de camphre largement répandue entre les draps, l'ingestion (une cuiller à café tous les quarts d'heure) du mélange :

℞ Sirop de chloral............ ⎫
—   de belladone.......... ⎬ aa 50
—   d'opium .... ⎭
Bromure de strontium........... 20
Teinture de veratrum viride..... 10

M. (Monin).

et le régime lacto-végétarien, calment le priapisme et en abrègent la durée et l'intensité.

* * *

La déchéance du mâle se manifeste parfois, de bonne heure, par les *pertes séminales involontaires* ou *spermatorrhée*. A la puberté, il est assez normal que l'accession de l'adolescent à la vie génitale se signale par des pollutions nocturnes, le « rève mouillé » (*wet dream*) des Anglais. Ces émissions spontanées se renouvellent beaucoup trop souvent, chez l'adolescent nerveux ou arthritique, à l'occasion des plus légères excitations mentales ou physiques. Les pollutions s'accompagnent alors de troubles névropathiques généraux : le jeune malade, obsédé

par la déperdition de son « phosphore vital »,
qui affaiblit et épuise le système cérébro-
spinal, rumine, sans trêve, ses malheurs.
Selon Pascal, « c'est chose horrible que de
sentir s'écouler tout ce qu'on possède ».Bref
(et grâce surtout à la fragilité mentale) la spermatorrhée est constituée : le jeune homme
se terrifie comme à plaisir, il se croit et se
déclare perdu et son attention hypocon-
driaque ne saurait quitter, un seul instant,
les organes « sacrés » chers au regretté car-
dinal Mathieu.

Il ne faut pas confondre avec la spermatorrhée, la *prostatorrhée*, cet écoulement de
mucus prostatique, accusé par certains sujets, à l'occasion d'efforts et principalement
de la défécation chez les constipés. Bien que
la prostate soit une glande exclusivement
génitale par ses fonctions, la prostatorrhée
n'a rien de comparable avec l'écoulement
spermatique vrai : un simple examen micros-
copique fera facilement le diagnostic, en
montrant l'absence des zoospermes dans
le liquide sécrété. Toutefois, le réconfort
moral, la rééducation psychothérapique,
parfois même la suggestion hypnotique,

sont parfois nécessaires, pour combattre la dépression mentale du malade, ainsi que nous le dirons bientôt en parlant de la cure des spermatorrhéiques, dans le chapitre du Traitement de l'impuissance.

Pour peu que l'écoulement séminal soit fréquent, on verra s'installer de sérieux symptômes généraux : lassitude extrême, amaigrissement, troubles nerveux de l'estomac et du cœur, carie dentaire et neurasthénie prononcée, qu'explique fort bien la perte d'une sécrétion récrémentitielle azotée et recélant 3 % de phosphates. Une altération profonde des traits du visage, les yeux cernés et excavés, les joues creuses, l'oppression et les palpitations, la difficulté de l'effort, la tristesse et l'irritabilité nerveuse caractérisent le spermatorrhéique : ses organes génitaux, frappés de frigidité, deviennent, graduellement, insensibles aux excitations et incapables d'activité. L'organisme apparaît très sensible au froid ; sujet au tremblement, à la parésie, à l'anesthésie, à la photophobie, avec spasme des paupières et dilatation des pupilles ; à des alternatives de prostration et d'inquiétude motrice, de boulimie et d'inappétence. Lallemand trouve dans l'Ecriture le portrait du spermatorrhéique : *quærens requiem, neque potens invenire cam...*

Un épisode séminal assez rare et qui voisine souvent avec la spermatorrhée, c'est la *colique spermatique*, caractérisée par des envies fréquentes d'uriner, l'émission d'urines troubles, la station assise intolérable, les pesanteurs périnéales, les érections brûlantes. Les causes de la colique spermatique sont : le coït incomplet, les urétrites profondes et surtout la continence exagérée succédant au fonctionnement génital actif. Les lavements froids matin et soir, les suppositoires sédatifs, les ventouses lombaires guériront ces crises, avec l'administration de la pilule suivante, d'heure en heure, jusqu'au calme.

℞ Camphre monobromé............. 0.10
Valérianate de zinc...........⎫
—   de caféine........⎬ ââ 0.05
Poudre de rac. de belladone..⎭

M. pour une pilule (Monin).

Dans les cas rebelles, il faut s'efforcer de sonder les canaux éjaculateurs, afin de per-

mettre des décharges normales : car l'éjaculation douloureuse fait redouter le coït.

* * *

Les *aberrations génitales* coïncident, généralement, avec une impuissance pour le
moins relative. Cependant l'*inverti*, l'homosexuel, l'uraniste (le *troisième sexe*, comme
on a pu le nommer) présente ordinairement
des organes sexuels bien développés. Mais
il est, en quelque sorte, étranger à son sexe.
La femme lui répugne : il n'a de l'attrait que
pour l'homme. Cet état, souvent congénital,
parfois héréditaire, s'acquiert aussi par la
mauvaise fréquentation (tailleurs et coif-
feurs pour dames, comédiens, etc.) de diverses personnalités professionnelles sus-
pectes du « vice à tergo ». Frédéric II l'a
dit : Cupidon est un dieu perfide ; si vous
lui résistez de face, il se retourne.

On dirait qu'en dehors du sexe anatomique, il existe une sorte de sexe psychique
(Chevalier). Cette désharmonie de la nature
(*anima mulieris in corpore virili inclusa*) a
pu être attribuée à la survivance du corps de

Wolf, organe embryogénique renfermant primitivement les deux sexes. L'homosexuel mâle a certainement le cerveau féminin (Magnan).

En observant les animaux, on a pu se rendre compte de la nature du baiser humain, qui n'est qu'une atténuation de la morsure animale. On peut aussi se convaincre que certaines bêtes (chien, singe, canard, hanneton) se livrent à la sodomie, tandis que d'autres (éléphant, cheval) s'adonnent à l'onanisme. Mais cela n'explique guère pourquoi les poètes latins et même divers auteurs contemporains célèbrent les amours masculines ; pourquoi l'inversion est revendiquée par des êtres d'élite comme Socrate, Platon, Euripide, Sophocle, Alexandre, César, Auguste, Henri III, Jacques Ier, Rodolphe II, Sixte IV, Michel-Ange, Charles XII, Byron, O. Wilde, etc... ; pourquoi les Allemands, enfin, comptent un inverti sur 500 adultes (1).

---

1. Pendant la guerre, un espion boche expliquait ingénûment sa présence en Tunisie par la nécessité de satisfaire, en toute liberté, son homosexualité.

« Mordlust und Wollust » s'associent fréquemment chez les Boches. C'est le pays du fétichisme, du maso-

Ces amours prétendues morbides et contre-nature ne sont, je pense, que la survivance du rut bestial primitif, cherchant l'accouplement *ad augusta, per angusta* (Reine Dermine) en récitant le sonnet d'à-revers :

> Circé, des vieilles lois suprêmes
> Ne fait point plier les ressorts :
> En changeant les hommes en porcs,
> On les réintègre en eux-mêmes
>
> (POIZAT).

Rarement cynique, mais plutôt obsédé et scrupuleux, l'homosexuel est un efféminé : il est capricieux, bavard, menteur, jaloux comme une femme. Son orgasme vénérien s'excite par le seul attouchement masculin ou par la représentation d'un vigoureux membre viril, muni d'opulents satellites.

chisme et du sadisme sous toutes ses formes. Lisez cette observation de pédagogie pathologique, récemment publiée par N. Krainsky, dans le *Zeitschrift* de Neurologie. Il s'agit d'un inspecteur des écoles affligé d'un sadisme de nature à être la terreur des élèves. Il avait sur la conscience plusieurs suicides d'écoliers. Lorsque, dans l'examen, l'écolier répondait mal, le malade éprouvait des sensations voluptueuses, avec érections et pollutions. Après des examens qui s'étaient passés favorablement pour son sadisme, c'est-à-dire qui s'étaient terminés par l'ajournement de nombreux élèves, ses sensations sexuelles devenaient plus vives, et elles recevaient leur satisfaction la plus pleine, si l'un des écoliers venait à se suicider.

Beaucoup d'invertis, mariés, déclarent qu'ils sont éloignés du devoir conjugal par une invincible antipathie pour l'odeur féminine. Suivant, à la lettre, le précepte du sage antique, l'homosexuel est à la femme ce que l'asymptote est à la courbe : il s'en approche sans y toucher, s'il lui arrive de faire lit commun. Tout érotisme unilatéral constitue, d'ailleurs, une déviation du sens génésique.

Le traitement de l'inverti, ce « singulier masculin » et des aberrants sexuels, en général, consiste : dans la reminéralisation phosphorée du système nerveux, l'emploi de la strychnine et de l'yohimbine, en cas de frigidité, du bromure de camphre et de la valériane, en cas d'excitation. Une minutieuse hygiène du tube digestif (estomac, foie, intestin); la vie au grand air, avec le travail physique et intellectuel, qui fait ordinairement diversion aux anomalies psychiques. La fréquentation de la femme jeune, aimable, intelligente et instruite peut atténuer les crises d'uranisme et faire utilement renaître l'appétence hétéro-sexuelle chez des malades presque toujours indécis, timides, abouliques. Il est indispensable de déraciner l'onanisme,

lorsqu'il existe (ce qui est fréquent) : car
« l'onanisme, avec la représentation mentale
de l'homme, fixe et consolide l'inversion ».
Bérillon conseille aussi : de combattre l'anos-
mie, anomalie sensorielle, qui prédispose-
rait, d'après ses observations, à entretenir
l'homosexualité. La rééducation du sens
olfactif, ajoutée aux pratiques, rationnelles
et prolongées, de la suggestion hypnotique,
oriente plus favorablement les dispositions
sexuelles. Mais la tâche est d'autant plus
rude qu'il s'agit fréquemment d'une obsession congénitale. Il est bon parfois d'isoler
les uranistes, afin de les soustraire aux sollicitations de leurs congénères et de pouvoir
les préparer au coït régulier. C'est dans l'enfance et surtout au moment de la puberté,
que l'on aura le plus de chances prophylactiques contre les obsessions uranistes. Il est
possible que la coéducation des sexes, bien
comprise, soit favorable, dans certains cas,
au redressement mental de ces dégradés et
puisse même ramener à la raison certaines
constitutions particulièrement émotives.

CHAPITRE IV

Le traitement de l'impuissance.

Le glas de la jeunesse et la réponse d'un barbon. —
La chair fraîche. — Le roi David. — Une observation
de Boerhaave. — L'Hermippus redivivus et l'anhali-
tus puellarum, air filtré par de jeunes et robustes poumons. — Greffes testiculaires; fort aléatoires dans
l'abolition complète, elles peuvent réactiver un feu
couvant sous la cendre. — La glande interstitielle,
qui donne la sécrétion interne, est le vrai moteur de
l'ardeur génitale. — Fleur et racine. — L'alimentation
aphrodisiaque. — Nourriture tonique pour amoureux
sentiers. — A Cerere et Baccho friget Venus. —
Viande et poisson. — La diète ichthyophagique. —
Pelago orta Venus. — Menus détaillés pour impuissants. — Les dons de Dionysos. — Bromatologie de
la Pompadour. — Ménageons toujours l'estomac. —
Uti, non abuti. — Les idées de Platon sur l'aphrodisie et les jouissances de l'amour. — Le plaisir et la
douleur. — Dangers des aphrodisiaques. — Cantharides et phosphore. — Lécithine et nucléine : une
bonne formule. — Pocula desiderii et aquæ amatrices. — Savonarole et l'urine de vierge. — L'œuvre
de relèvement et du sursùm cauda. — La roquette. —
L'elixir de magnanimité. — Les bouillons de vipère.
— Quelques aphrodisiaques. — Polypharmacie. —
Aloès et trinitrine. — Bons effets de la yohimbine sur
le libido et la potentia coeundi. — Son mode d'action et sa tolérance. — La confiance renaît, grâce à
ce médicament héroïque. — Moyrapuama. coca,
iboga, kola, damiana. — Formules diverses. — Sti-

muler sans épuiser, hic opus, hic labor. — La strychnine et les strychnées, grands remèdes des crépusculaires et précieux animateurs des centres corticaux. — Pour faire face à une échéance : le suppositoire. — Encore des formules composées. — Les endocrines, l'opothérapie, dans les cas d'aplasie, d'infantilisme, de régression des organes, de cryptorchidie et d'arriération sexuelle. — Associations pluriglandulaires. — Hormones testiculaires de l'extrait orchitique en injections hypodermiques ou de sérums épiduraux. — Les pratiques physicothérapiques. — Flagellation. — Les ennuques de tempérament. — Pétrone, Henri III, Tamerlan, Rousseau et Mlle Lambercier. — Comment agit la fustigation. — Le fouet chez les jeunes gens. — Appareils contre l'impuissance. — Les cornets du nez. — Lotions et frictions. — Hydrothérapie, massage, sismothérapie, électrothérapie dans ses diverses modalités. — Heureuses influences sur la rumination mentale. — Psychothérapie, suggestion armée ou symbolique, persuasion. — Parfums et odeurs. — La vue et l'ouïe. — Après la cure. — Contre la béance vaginale. — Question de latitude. — Le traitement rationnel des spermatorrhéiques, basé sur ses causes. — Hygiène et médecine des pollutions. — L'électrothérapie et les pertes séminales.

Si l'impuissance sonne habituellement le glas de la jeunesse, il ne faut pas croire que l'incapacité sénile détruise complètement l'appétit vénérien. Mais, les érections restant molles, l'introduction pénienne devient, pour le vieillard, un ardu problème : — « Comment sortirez-vous de là ? demandait-on à un barbon, épousant une très jeune fille. — « Oh ! ce n'est

pas la sortie qui m'inquiète ; au contraire »,
répondit-il. Cependant, la cohabitation avec
la jeunesse a toujours été réputée donner des
idées gaillardes. Le contact de la chair fraîche ranimerait le corps languissant. L'expé-
rience en réussit jadis au bon roi David, ré-
chauffé par sa belle Sunamite (Ecriture Sainte)
et à ce vieux bourgmestre d'Amsterdam,
tout défaillant d'infirmités : Boerhaave, son
médecin, lui avait conseillé de coucher entre
deux jeunes filles aimables et sages. On
trouve dans l'histoire anecdotique bien des
exemples analogues. Cohausen (xviii° siècle)
dans son *Hermippus redivivus*, avait fondé
tout un système longévital sur l'inhalation
de l'haleine juvénile (*puellarum anhelitu*).
(Il ignorait naturellement les travaux de
Straus et Würtz (1887) démontrant la pureté
bactérienne de l'air expiré). Cohausen obser-
vait que les professeurs enseignant la jeunesse vivaient longtemps robustes, parce
qu'ils respiraient l'air frais ayant *filtré* dans
de jeunes poumons, disait-il.

On ne croit plus guère, aujourd'hui, à ce
traitement de l'impuissance. Tout le monde
en est aux *greffes* testiculaires, cette opothé-

rapie chirurgicale vivante. Nous croyons cependant que les greffes donnent rarement une améloration prononcée de l'asthénie sexuelle : leurs résultats régénérateurs sont, en réalité, peu nombreux.

Toutefois, il n'est pas douteux que, si la puissance virile n'est pas entièrement abolie, mais seulement ralentie et sommeillante, il est rationnel, pour la revitaliser. de s'adresser au matériel biologique de la greffe interstitielle. Le feu qui couve sous la cendre peut, parfois, être réactivé, par l'inclusion et l'assimilation d'éléments parcellaires ou fragmentaires appropriés. Mais cette intervention délicate sera toujours une méthode d'exception pour la reviviscence sexuelle. On a proposé aussi la ligature des canaux déférents, qui, en faisant proliférer les éléments interstitiels, peut faire ainsi renaître l'excitation génésiq e.La glande interstitielle (ou *glande de puberté*) qui fournit on le sait, la sécrétion interne de l'organe, semble, beaucoup plus que le testicule lui-même (sécrétant le sperme), le moteur véritable de l'ardeur sexuelle. Au total (les poètes ont toujours raison) Parny est dans le vrai lorsqu'il chante :

> La branche une fois desséchée
> Ne reprendra plus sa vigueur,
> Et l'on arrose en vain la fleur,
> Quand la racine est desséchée. »

*
* *

Une bonne hygiène de l'estomac et parfois une forte rééducation alimentaire s'imposent, chez tout adulte impuissant.

L'alimentation aphrodisiaque existe-elle ? Sans croire aux anciens qui vantaient la chair du lézard et de certains autres animaux pour augmenter le pouvoir génital, il est certain qu'une nourriture tonique, bien mâchée et escortée de vins généreux, se montre des plus favorables aux travaux de l'amour. *A Cerere et Baccho friget Venus*, dit le proverbe latin :

> Triste corps et ventre affamé,
> Qui n'est rassasié qu'au tiers,
> Oste des amoureux sentiers
>
> (VILLON).

Le régime *carné* est un puissant excitant des organes génitaux, et c'est pourquoi les ordres religieux recommandent l'usage exclusif des végétaux, persuadés qu'un carnivore ne saurait rester chaste et observer ses vœux de célibat. La diète ichthyophagique est encore plus dangereuse pour la vertu : c'est par cette diète que Saladin éprouvait la chasteté de ses derviches, qui succombait ordinairement par le pouvoir de menus composés exclusivement de poisson. La sole et le saumon, le caviar, les laitances et poutargues (et même les modestes œufs de harengs saurs), les huîtres, moules, escargots et autres coquillages, la tortue (*turtle soup*), les crustacés, principalement les crevettes, crabes et écrevisses ; le gibier, notamment la grive, l'alouette, la bécasse, la sarcelle, le lièvre, le marcassin, le chevreuil ; les crêtes et rognons de coq, tous les œufs (surtout ceux de vanneau), les cervelles, ris de veau, salaisons (le sel entretient l'amitié entre mâle et femelle dit Bernard Palissy). *Pelago dicitur orta Venus* ; tous les fromages (et principalement le parmesan et le gruyère, riches en phosphore) ; le miel ; comme potages, les purées de gibier, les bisques, les quenelles et les coulis — voilà la carte animale des impuissants. Parmi les végétaux, tous les condiments âcres et aromatiques : poivre, paprika, capsicum, gingembre, girofle, cannelle, muscade, vanille, piments, anis, fenouil, céleri, menthe, pistache, persil, cardamome, safran, cacao, genièvre, ananas, banane, pomme, salep, estragon, oignon, ail, poireau, ciboule etc. Les vins fins et les liqueurs, pris modérément, ont des effets bien connus (se méfier de la bière et du café en excès). Comme le dit le poète grec : « Une douce violence sort de la coupe et le cœur s'ébranle, par l'attente de l'amour que Dionysos mélange à ses dons. »

Pour clore cet aperçu bromatologique, rapportons ici une anecdote du xviiie siècle, empruntée aux mémoires de Mme de Hausset. Pour plaire au roy, qui la trouvait trop froide et modifier son tempérament de « macreuse », la Pompadour avait adopté un chocolat à triple vanille et ambre. Elle se nourrissait de truffes et de potage au céleri, qui lui fouettaient et brûlaient le sang. Son médecin Quesnay n'approuvait guère ce régime et lui dit que, pour obtenir ce qu'elle désirait, il fallait surtout « se bien porter, bien digérer et faire de l'exercice. » Il est certain que les nutriments aphrodisiaques seraient parfaits, s'ils ne détérioraient l'estomac. « Uti non abuti », c'est la devise du sage... et aussi de l'impuissant. Et puis, ce qui agit, ce n'est pas ce qu'on ingère, c'est ce qu'on digère.

*
* *

Platon, dans le *Banquet*, dans *Timée*, etc., consacre à l'aphrodisie des pages palpitantes, qu'il nous semble toujours actuel de résumer :

« Celui dont la moelle contient grand abondance de sperme éprouve de vives douleurs et d'indicibles joies passionnelles : toute sa vie, il est presque insensé, par suite des jouissances et des peines excessives qu'il ressent. C'est surtout pendant le demi-sommeil, lorsque la chair est excitée par le vin et la bonne chère, qu'elle devient capable des extravagances les plus effrénées, comme si la semence se répandait dans tout le corps, pour y produire une maladie de l'âme, un goût exclusif des jouissances de l'amour, dont on finit par devenir esclave. Zeus, selon Socrate, voulut, un jour, réconcilier ces deux ennemis, le plaisir et la douleur : et, comme il ne le pouvait, il les attacha par la tête. C'est pourquoi le doux et l'amer sont étrangement fondus l'un dans l'autre... Ces émotions voluptueuses se repaissent de désordre et de perversité : stupeur, cris furieux, l'homme dit qu'il se meurt, alors que la plèbe de ses appétits sensuels s'agite en son bas-ventre. »

C'est pourquoi il importe de ne point amplifier à l'excès les exigences charnelles, qui finissent par dévaster les plus solides organisations. Plus vous excitez les organes, plus ils témoignent d'exigences constantes. N'abusons donc pas des médicaments aphrodisiaques, qui ne doivent servir que d'expédients, utilisés presque toujours à titre exceptionnel. Chacun a entendu parler des empoisonnements graves ayant suivi l'imprudente administration du phosphore et surtout des cantharides.

La *cantharide* irrite violemment l'estomac et l'intestin. On a pu la surnommer « une mouche qui ne fait pas rater le coche ». Il est incontestable qu'elle stimule l'érection ; mais c'est en congestionnant la totalité de l'appareil génito-urinaire, jusqu'à provoquer la rétention d'urine, l'hématurie, l'albuminurie, la néphrite et la cystite catarrhale. Je donnerai, cependant, une formule que j'ai pu, maintes fois, libeller sans accident : gardez-vous seulement d'en augmenter les doses, en cas de résultat insuffisant :

℞ Teinture de baume du Pérou....
Teinture d'ambre gris........... ââ 10
Alcool camphré................
Teinture de cantharides.......... 6
Glycérine neutre............... 2

M. (Agitez).

Douze gouttes, trois fois par jour, dans un demi-verre de sirop de menthe coupé d'eau (1).

Les préparations *phosphorées* présentent, à coup sûr, moins de dangers, surtout si l'on s'en tient aux capsules d'huile phosphorée au millième (3 au milieu de chaque repas) ou aux granules de phosphure de zinc au milligramme (2 à chaque repas).

La phosphaturie coïncidant fréquemment avec l'impuissance, il importe de favoriser la reminéralisation phosphorée, dont le pouvoir dynamogénique détermine l'excitabilité réflexe génitale. C'est pourquoi nous recommandions, il n'y a qu'un instant, l'alimenta-

1. On peut donner aussi cinq gouttes de teinture de cantharides dans un verre de lait, matin et soir.

tion riche en phosphore (œufs, cervelles, poissons, etc...,) et pourquoi nous aimons à prescrire les préparations de lécithine et surtout de nucléine (phosphore *organique*) pour réparer les pertes phosphorées et préparer, dans la génitalité compromise, les éléments du renouveau. Voici ma formule favorite de tonique nervin, stimulant du *sursùm cauda* :

℞ Nucléo-phosphate de fer........ ⎫
    —   de manganèse. ⎪
    —   de chaux..... ⎬ ãã 0.20
    —   de magnésie.. ⎭
Poudre de fève de Calabar......... 0.10
                      M. pour un cachet.
Trois par jour, aux repas.

(Monin).

La matière médicale a toujours été encombrée de formules aphrodisiaques, comme pour démontrer l'importance que l'homme de toutes les époques attacha à sa virilité. Sans parler de ces *pocula desiderii* du bon Horace et des *aquæ amatrices*, distillées par la vieille sorcière Canidie, on trouve, dans des auteurs plus récents, quelques exemples typiques d'aphrodisiaques saugrenus. Jérôme Savonarole foudroya, un jour, de son éloquence, un moine de son temps, qui ranimait les épuisés en leur faisant boire de l'urine de jeune vierge (cette dégoûtante potion pouvait agir par le phosphore, mais servait surtout à la suggestion mentale). Quoi qu'il en soit, les séniles y trouvaient un secours efficace contre leur frigidité et s'abandonnaient, alors, aux pires excès. Savonarole n'admettait pas cette œuvre de « relèvement » des vieillards. La poudre d'ongles et de cheveux grillés (riche en phosphates) était préconisée aussi dans l'Italie du XVIe siècle, etc...

Columelle, Martial, Ovide et d'autres anciens vantèrent les propriétés de la roquette sauvage : « Excitat ad Venerem tardos eruca maritos ». Remarquons la présence du formiate de chaux dans ce végétal. On s'est efforcé de remettre à la mode, il y a vingt-cinq ans, l'acide formique, comme toni-génésique. Mais il faut croire que notre formule de synthèse n'est pas comparable à celle qu'on extrayait de la fourmi elle-même, et dont le moyen age avait tiré le fameux « élixir de magnanimité ».

La vipère a joui, longtemps, d'une grande renommée contre l'impuissance : Desbois de Rochefort cite l'observation d'un nonagénaire auquel on donnait, comme tonique et cordial des bouillons de vipère (si en vogue au XVIIe siècle : voir, à cet égard, les lettres de Mme de Sévigné). Or, ce vieillard ne tardait pas à réclamer une compagne.

L'ambre gris, le musc, le ginseng, le haschisch (*cannabis indica*), les divers poivres (les indiens font boire au nouveau marié du vin où l'on a fait macérer du cubèbe), le claviceps purpurea, le cactus grandiflore et d'innombrables plantes possèdent une réputation aphrodisiaque, plus ou moins usurpée : il est si malaisé de faire la part de la suggestion psychique. Les « tablettes mongoles », le cachundé », les « diablotins du sérail » sont des formules de polypharmacie, dont la complexité traîne, depuis plusieurs siècles, dans tous nos formulaires. Nos anciens conseillaient parfois l'aloès, comme congestif du petit bassin et des corps caverneux : la nitroglycérine (*trinitrine*) vaso-dilatatrice, produit aussi un gonflement notable des organes. On peut ordonner rationnellement l'aloès chez les anaphrodisiaques constipés et, chez ceux qui présentent de l'hypertension artérielle, la trinitrine.

La *yohimbine* est un aphrodisiaque actuellement très à la mode. C'est un alcaloïde extrait d'un arbre commun dans notre Cameroun, aux bords de la mer africaine : il cicatrise en belles aiguilles blanches. Primitivement expérimentée sur les souris, les lapins, les chats et les chiens, la yohimbine provoque le gonflement des testicules et du pénis, dont le gland se colore en rouge vif. La sécrétion spermatique et l'éjaculation sont constamment augmentées, chez les animaux. Chez l'homme, la neurasthénie sexuelle est vaincue, par l'excitation du « libido » et de la « potentia » tout ensemble. L'usage, même prolongé, de la yohimbine, est, d'ailleurs, dénué des spasmes dangereux et de toute conséquence fâcheuse. Elle agit uniquement par l'élargissement des vaisseaux et son action se fait sentir, après quatre à cinq jours au plus, à la dose de 5 milligrammes en pilules de chlorhydrate, prises trois ou quatre fois par jour, en dehors des repas. Le traitement est, naturellement, contre-indiqué dans tous les états inflammatoires des organes. Il reste inactif dans les cas d'impuissance par maladies chroniques ou par paralysie.

Le moral est heureusement influencé par le traitement : mais la suggestion n'entre pour rien dans cette influence, ainsi que l'affirment, à l'envi, les expériences vétérinaires. C'est le seul aphrodisiaque actif toujours bien toléré par l'urètre, la prostate, la vessie et les reins. Il supprime l'érection molle et l'éjaculation précoce, restitue la capacité de copulation, accroît les sensations voluptueuses, redonne confiance à ceux qui déplorent leur déficience anormale, aux timides, aux émotifs, aux diabétiques, aux vieillards, à tous ceux dont la vitalité se trouve affaiblie, même si la respiration et la circulation semblent compromises.

Lorsqu'on dépasse les doses, on est averti par certains phénomènes d'intolérance : vertiges, salivation, angoisse, insomnie, pouls fréquent, sensibilité au froid, abaissement de la pression sanguine ; mais la littérature médicale signale fort peu d'intoxications. L'yohimbine n'est pas un expédient à échéance rapide et fixe : c'est un vrai *médicament de l'impuissance*, agissant un peu comme la cantharide, mais sans aucune répercussion sur les reins. Il donne peu de déceptions, puisqu'il présente, même chez les castrés, une certaine activité.

Le *moyrapuama*, populaire au Brésil contre l'impuissance, est un bon tonique du centre génito-spinal : XXV gouttes d'extrait fluide trois fois par jour. La *coca* possède un pouvoir analogue, aux doses doubles. L'*iboga*, cher aux nègres du Congo, excite, à la manière de l'alcool, le système bulbo-rachidien : c'est un remède assez infidèle. Le rouge de *Kola* renferme, à l'état frais, une huile essentielle qui dispose à la recherche du plaisir. Le *damiana* (turnera aphrodisiaca), plante du Mexique et de la Californie, récèle dans ses feuilles un principe qui stimule utilement le système urogénital. Les pilules (Monin) :

℞ Extrait mou de damiana 0.25
Chlorhydrate d'yohimbine............... 5 mgr.
                         M. pour une pilule.

(trois ou quatre dans les 24 heures)

conviennent dans l'impuissance sénile ; la mixture :

℞ Extrait fluide de damiana...........} AA 125
Baume de tolu dissous dans glycérine. }
                         M. (Monin).

(cuiller à café, après chaque repas, dans un verre à bordeaux de vin de Kola, quina, coca) m'ont rendu de nombreux services contre l'anaphrodisie des diabétiques. Voici encore une bonne formule d'*Elixir aphrodisiaque* (Monin) :

℞ Extrait fluide de Kola..............
Extrait fluide de coca ....
Extrait fluide d'iboga ....
Extrait fluide de damiana ....
aa 5o

Teinture de vanille ....
Teinture de cannelle ....
Teinture de girofle...................
aa 3o

Chlorhydrate de yohimbine .... 4o cgr.

M. (Agitez).

Une cuiller à café après le repas du soir, dans un demi-verre de vieux porto, produira une vaillance nocturne inusitée chez les affaiblis sexuels.

Mais il importe de ne pas dépasser les limites de l'exaltation fonctionnelle et surtout de ne point dissiper plus de force virile qu'il ne s'en reproduit. Si nous franchissons les doses que l'organisme peut normalement supporter, nous augmentons notre ruine et notre décadence. Stimulons donc nos sens, mais sans épuiser nos réserves naturelles de force nerveuse.

La *strychnine*, ce grand médicament des

crépusculaires, stimule les nerfs et les muscles de l'érection, grâce à son pouvoir galvanisateur des éléments cérébro-médullaires. Contre l'impuissance, tous les praticiens emploient couramment soit la poudre et la teinture de noix vomique, d'ignatia ou de fèves de Calabar, soit la brucine et la strychnine (surtout sous la forme commode de granules d'arséniate et d'hypophosphite, au milligr.). Il faut, cependant, quelques jours pour stimuler utilement les réflexes médullaires et ranimer la fonction sexuelle. Car les strychnées n'exercent pas, à mon avis, de pouvoir électif sur les orgrnes génitaux : s'ils excitent l'érection, c'est en accroissant l'impressionnabilité amoureuse, en hyperesthésiant la verge, en favorisant la tension des muscles érecteurs et leurs tressaillements ; c'est, enfin, en assurant la vaso-dilatation dans les corps caverneux, réaction obligée d'une intense vaso-constriction préalable. La strychnine, la brucine, l'ésérine, aux doses de 1 à 5 milligrammes, excitent les centres cortic ux moteurs et les nerfs périphériques et augmentent l'énergie des érections. Mais leur pouvoir est pourtant inconstant contre l'impuissance *vraie* et l'on fera bien de renoncer à ces alcaloïdes, si, au bout d'une dizaine de jours, leur effet n'a pas été satisfaisant.

Nous ne possédons pas, hélas ! de panacée permettant aux patients de faire face immédiate à toutes échéances. Ce pouvoir extemporané m'a semblé, pourtant, dévolu, dans bien des cas, au *suppositoire*, à cause de l'absorption médicamenteuse directe de la muqueuse rectale et de ses bons effets de voisinage avec l'appareil sexuel. Par le suppositoire suivant :

```
℞ Beurre de cacao......................  Q. S.
  Extrait-orchitique...................  o.3o
  Yohimbine............................  5 mgr.
  Arséniate de strychnine .............  3 mgr.
                           M. (Monin).
```

et par les frictions périnéales stimulantes :

```
℞ Teinture d'ignatia...........  \
  Teinture d'echinacea........   |
  Teinture de cannelle ........   } parties égales.
  Teinture de vanille .........   |
  Teinture de benjoin .........   |
  Teinture de cantharides .....  /
                                   M.
```

(Quelques gouttes sur un morceau de flanelle).

j'obtiens, parfois en moins d'une heure, le miracle du bel étalon tendant avec puissance, dureté et rectitude, un organe sexuel prêt à pénétrer dans la passive cavité de l'éternel féminin...

Je terminerai ce chapitre en donnant encore quelques formules variées :

Trois formules
contre la neurasthénie sexuelle (Beard).

℞ Strychnine.............. } ââ 0,15
Phosphore rouge,........ }
Extrait de cannabis......   0,25
Rhubarbe pulv...........   0,50
Fer porphyrisé..........   2 gr.

          M. pour 25 pilules
(3 par jour, aux repas).

℞ Alcoolat de cannelle.....)
Alcoolat de mélisse..... } ââ 25
Alcoolat de menthe..... }
Alcoolat de gingembre..)
Extr. fl. de kola........)
Extr. fl. de coca........ } ââ 20
Extr. fl. d'hamamelis...)

        M.
Une cuiller à café après les repas.

℞ Extrait d'eryngium...... } ââ 0,10
Extrait de cascarille..... }
Phosphure de zinc......   deux milligr.

        M.
Pour une pilule (2 par jour).

Voici l'une de mes formules favorites :

c'est une teinture composée dont on prend, dans un petit verre de muscat, une cuiller à café après chaque repas (Monin) :

℞ Alcoolat de vanille.......⎫
Alcoolat d'anis...........⎬ ââ 100
Alcoolat d'écorce d'orange.⎭
Teinture d'ignatia........⎫
Teinture de noix vomique. ⎭ ââ 5
Teinture d'yohimbee......⎫
Teinture de fèves Calabar. ⎭ ââ 0,50
Glycérine................ XXX gouttes

M. S. A.

Cachets aphrodisiaques (Monin).

℞ Castoréum............ 0,25
Ambre gris,...........⎫
Musc.................⎬
Vanilline.............⎬ ââ 0,05
Opium brut,........... ⎭

M.

Pour un cachet, à prendre avec 1/2 verre d'eau miellée additionnée d'alcoolat de menthe.

L'opium à faible dose a un pouvoir aphrodisiaque.

Mixture composée (Monin).

Teintures de kola, coca, calisaya, damiana, vanille, cannelle, muscade, badiane, musc, ambre ; sirops de safran, gingembre, girofle,

raifort, cochléaria, de chaque,parties égales.
Deux cuillers à café après les repas dans un verre de banuyls.

Autre formule (Monin).

℞ Extr. fluide d'acanthea viridis. }
Extr. fluide d'yohimbee....... } ÄÄ 10
Extr. fluide d'ambre gris...... }
Lécithine...................   3 gr.
Teint. de vanille,...........   200 gr.
Jaune d'œuf q. s. pour émulsion.

M.

Deux cuillers à café par jour.

Le praticien réussira beaucoup mieux s'il sait ainsi varier ses ordonnances.

* * *

Cet exposé médicamenteux serait incomplet, si nous passions sous silence le traitement par les extraits d'organes, les *endocrines*, l'opothérapie. On peut y recourir avec un certain succès, lorsqu'il y a aplasie génitale avec adiposité concomitante (syndrome adiposo-génital) et surtout dans les cas d'infantilisme. Comme le dit Lepy dans une thèse datant de plus de deux cents ans (1712), « on ne doit jamais désespérer de

Vénus, dans un jeune homme pourvu de tous les organes nécessaires ». La méthode endocrinienne permettra de lutter contre les embûches de l'insuffisance glandulaire et d'éveiller les désirs, avant l'atrophie de la virilité par régression des organes.

Les associations *pluriglandulaires* :

    ℞ Extrait testiculaire......... 0,40
      Extrait prostatique.......... 0,20
      Extrait d'hypophyse........ 0,05
      M. pour un cachet (2 à 3 par jour).

rétablissent parfois l'équilibre génital chez les arriérés sexuels.

Ce traitement est excellent pour les *cryptorchides* et peut corroborer utilement la chirurgie libératrice, en exaltant électivement le bon fonctionnement de l'érection pénienne, réveillée de sa torpeur. On a abandonné, comme inactives, la spermine de Pohl et la substance grise de cervelle de mouton. Mais les hormones testiculaires, administrées par voie buccale, réussissent parfois fort bien à restituer leur vitalité aux cellules nobles orchitiques : on obtient ainsi, d'une façon inoffensive, le raffermissement des fonctions sexuelles, le réveil de leur activité et parfois la récupération inespérée d'un sérieux pouvoir érectile. La puissance virile se trouve concentrée et captivée, en quelque sorte, dans les extraits orchitiques, qui emmagasinent des cellules vivantes spécifiques, homo-stimulatrices, capables de suppléer la carence fonctionnelle et de restaurer les tissus souffrant de l'insuffisance des glandes génitales, qui peuvent retrouver un regain notable d'activité, lorsqu'elles ne sont pas au linceul.

Mais chez les séniles et chez les viveurs victimes de l'épuisement prématuré, il faut recourir aux « *injections* sequardiennes » d'extrait orchitique : on renforce l'activité de cet extrait par l'addition de faibles doses de thyroïdine, en vertu des indéniables rapports affectés par la glande thyroïde avec la glande testiculaire (le thyroïde grossit à la puberté, autant que le testicule lui-même). L'hypodermie homo-stimulatrice redresse aussi les états nerveux conditionnés par le déficit testiculaire et par l'absence de ce précieux ressort de l'activité constitutionnelle, dont l'impuissance constitue le *substratum*. En cas d'échec, on peut essayer les injections épidurales de divers sérums, qui ont donné certains résultats encourageants. L'essentiel est de faire sortir la flèche de son carquois...

* * *

Les pratiques *physicothérapiques* concourent aussi puissamment à ce but. La plus vieille en date est la *flagellation* (ou fustigation), vantée, dans les auteurs grecs et latins, pour aiguillonner les désirs des adultes affaiblis, des vieillards à bout de virilité et de tous ceux qui, à force d'être frigides, sont devenus des eunuques de tempérament. Les fêtes saturnales mettaient la flagellation au premier rang de leur curieux programme, en l'honneur du dieu Phallus, dont certains peuples conservent, encore aujourd'hui, les coutumes, Pétrone (*Trimalcion*) s'exprime ainsi : « cette partie par laquelle je fus un hercule se trouvait morte, glacée et retirée au fond de mes entrailles, quand la prêtresse de Vénus me frappa légèrement avec des orties vertes ; et la partie défaillante reprit force et vigueur. »

Henri III et ses mignons transformèrent

(on le sait) la Cour de France en une société de flagellants. Tamerlan disait avoir pu procréer, jusqu'à un âge avancé, plus de cent enfants, grâce à la fustigation journalière. Chacun a lu le passage des *Confessions*, où Jean-Jacques avoue avoir cherché la fessée qui excitait son pénis adolescent, sous la main de Mlle Lambercier : elle dut renoncer à cette méthode, qui montrait, par certains signes visibles, combien son but était peu pénal, mais très pénien. La fustigation, pratiquée au bas du dos où à la naissance des fesses, possède, en effet, un certain pouvoir révulsif, qui congestionne le périnée, appelle le sang dans les corps caverneux et irrite le centre ano-spinal de la moelle lombaire, faisant, suivant l'expression de Meibomius, « dresser vers le ciel l'organe de la lubricité, dont l'oscillation suit le son des coups assénés en cadence ». Voilà la raison majeure pour laquelle le fouet dut disparaître de l'éducation des jeunes gens : il n'était bon qu'à développer l'onanisme et à dépraver (parfois pour toujours) le fonctionnement génésique normal.

* * *

Que faut-il penser des appareils dirigés contre l'impuissance et fournissant les moyens d'une érection artificielle, assurée par des tuteurs de soulèvement ? En permettant au membre flasque de se livrer à la copulation, ces appareils présentent, parfois, quelque utilité. Ils peuvent ramener, graduellement, des érections spontanées et le retour de la confiance chez les inhibés involontaires. Le « congesteur » de Mondat est une sorte de ventouse ou de pompe aspirante qui gonfle les corps caverneux. Le tube aspirateur de Colombo permet une sorte de massage pneumatique parfois efficace. L'appareil de Grouzevitch allonge le membre viril et le rend turgescent. D'autres modèles empruntent leur dynamisme à la mécanothérapie passive ou à des courants volta-faradiques, agissant beaucoup par la suggestion. Nous ne saurions, en vérité, conseiller aucun de ces appareils : il importe de n'y recourir que prudemment et sans en attendre des miracles. On a, parfois aussi, provoqué des réflexes aphrodisiaques par la cautérisation des cornets du nez et même par la simple excitation de la muqueuse nasale, au moyen des sternutatoires (poudre d'asarum, etc.).

Les lotions périnéales :

℞ Vinaigre aromatique......	
Alcoolat de lavande.......	
— de Rosen.........	parties égales
Teint. de musc..........	

M. (Monin)

et les frictions sur la zone érotogénique de la moelle :

℞ Alcoolat Fioravanti........	100
Teint. de noix vomique....	
— de cannelle.........	
— de capsicum	ââ 20
— de girofle.	
— de cantharides......	15

M. (Monin)

sont toujours recommandables.

Noguera prête une activité extemporanée aux badigeonnages du gland avec l'extrait fluide *d'echinacea angustifolia*, qui provoquent, en quelques minutes, une érection sans douleur, par un stimulus thermique porté sur les nerfs sensitifs et vaso-moteurs péniens.

Les lotions froides du scrotum, les douches

froides en jet brisé sur le rachis, les bains de siège courts et frais, la douche écossaise, le bain d'acide carbonique, améliorent, souvent singulièrement, l'impuissance psychique. Le massage vibratoire du périnée, pratiqué journellement cinq minutes, dissipe l'engourdissement des organes et rétablit, parfois, la faculté de possession érotique. Tout en faisant la part de la suggestion, il est certain que la *sismothérapie* mérite, à côté de l'électricité, une place parmi les méthodes physiques permettant les sacrifices à Aphrodite. Les appareils trépidants et même le simple voyage en chemin de fer, sont bien connus à cet égard. Le poète l'a dit :

> La trépidation excitante des trains
> Fait naître les désirs dans la moelle des reins.

Régularisatrice circulatoire et vaso-dilatatrice, la sismothérapie peut faire *marcher* celui qui ne marche plus (remarquez l'étymologie de ce vocable argotique, marcher, *cum, ire, coïre*).

Une galvanisation rythmée de dix minutes par jour, avec le négatif au périnée et le positif sur la moelle lombaire; le courant continu, la diathermie alto-fréquente surtout, améliorent les défaillances de la verge et empêchent les désastres d'une éjaculation prématurée. Les effluves et étincelles, les rayons ultra-violets, les bains de lumière, agissent aussi fort bien. Toutes ces pratiques, en ressuscitant quelques érections, même passagères, agissent grandement sur le moral, en obviant à la rumination mentale et au vertige du jugement, qui préparent toujours les récidives de l'anaphrodisie.

Lorsqu'une continence prolongée, avec excès de pudeur, chez un amoureux vrai, produit, au moment du coït, une sorte de syncope pénienne, avec éjaculation au simple contact (même sans intromission), on diminuera la rapidité du réflexe éjaculateur et l'on permettra la prolongation du labeur intrasexuel, en badigeonnant avec l'extrait fluide de coca la couronne du gland.

Lorsque la phobie érectile s'accompagne de manies obsédantes et de perversions sexuelles, il faut avoir recours aux pratiques *psychothérapiques* : par elles, on peut amen-

der les fétichistes, les homosexuels, les sa-
diques, les masochistes (dont les sens ne
parlent que sous l'influence des humiliations
et des mauvais traitements).Bérillon propose
la suggestion armée ou symbolique par les
talismans,les amulettes,les remèdes bizarres.
La psychothérapie persuasive réalise mieux
encore et l'on voit, tous les jours, des
femmes intelligentes guérir d'anaphrodisie
certains névropathes dont l'aiguillette se
noua par suite d'échecs et que leurs sugges-
tions dénouent habilement.

Les *parfums* (surtout floraux) déclenchent
souvent l'érection, par un réflexe naso-gé-
nital, bien connu de toutes les demi-mon-
daines, gourmandes des *extraits* les plus
musqués. En chatouillant leur pituitaire, les
odeurs excitent les clients au coït. Mais le
parfum le plus aphrodisiaque, c'est encore
l'odeur génitale féminine, *l'odor di femina*,
rudement animale, mais qui « ne rebute que
les tièdes », comme le disait le bon roy Henry,
dégustateur légendaire du sexe faible. Dans
le *Livre d'une amoureuse*, Jeanne Marni a aussi
noté l'excitation particulière qu'éprouvent,
conscients ou non, les hommes, auprès des

femmes qu'ils ne sont pas seuls à posséder :
« Odeur d'adultère ! Ceux qui trahissent
savent ta puissance aphrodisiaque » s'écrie
la romancière, voulant probablement parler
de ces « femmes à haute tension, qui ont
toujours le printemps entre les jambes »
(M. Corday).

L'excitation se fait aussi par la vue, en
contemplant livres, tableaux, images ou
statues imprégnés d'impudicité ou évo-
quant des scènes licencieuses ; et aussi par
l'ouïe. La musique est capable (comme on
disait au grand siècle) « d'élever des désirs
naissants » et de donner au mâle engourdi
figure de vainqueur. Graham conseillait aux
époux de chanter ensemble pour combattre
la stérilité. Juvénal assure qu'une parole de
femme, caressante et libertine, agira sur les
organes de l'homme comme une masturbation :

> ... Quod enim non excitat inguen
> Vox blanda et nequam? digitos habet...
>
> (Satire 6)

*
* *

Supposons maintenant le malade corrigé
de son anaphrodisie et se croyant, désor-

mais, « semper paratus ». Il est indispensable, après les traitements curatifs, d'empêcher les tentatives répétées avec excès. Ce n'est que progressivement qu'il faut laisser revenir confiance et courage, orgueil et sécurité, chez les émotifs, toujours passibles d'échecs et de rechutes. On conseillera à la conjointe de ne jamais décourager une bonne volonté un peu nonchalante. Persuadé qu'il y a plus de partenaires maladroites que d'hommes vraiment incapables, Ovide donne à la femme ce conseil, bon à suivre, sans exagération :

... Leviter admota sollicitare manu.

Il faut aussi ici rappeler que « le buisson ardent des femmes », chanté par notre Verlaine, dissimule, parfois, une vulve et un vagin dont la béance élargie est peu propice aux ébats péniens. On conseillera, dans ces cas, les injections astringentes (à base d'alun ou de tannin) et surtout notre formule pour resserrer la vulve (en frictions sur les grandes et petites lèvres) :

Pommade Jeanne Darc (Monin)

```
℟ Lanoline mentholée .............      6o
  Eau de Pagliari.................      15
  Teinture de ratanhia...........      10
    —    de capsicum...........  ⎰ aa  8
    —    de roses de Provins..... ⎱
  Héliotropine...................       2
                          M.S.A.
```

Le pénis, alors suffisamment pressé, reprend avec plaisir son rôle de pacificateur dans le ménage.

Il arrive aussi qu'un organe masculin trop exubérant se trouve contraint de désarmer, en présence d'une vulve trop étroite. Goudeau conte l'histoire d'un débutant de l'Opéra-Comique qui avait garni son maillot de façon trop virile : — Qu'est cela ? dit le directeur, en frappant le rembourrage de sa badine. — Nous faisons toujours ainsi, à Toulouse, pour impressionner les dames. — *C'est trop*, pour Paris, objecta le directeur. Question de latitude...

Abordons, pour terminer le chapitre thérapeutique, le traitement curatif de la *spermatorrhée*.

Ce mal était déjà connu des Grecs et des Romains. Au moyen âge, les moines s'efforçaient d'exorciser les spermatorrhéiques, par le rythme de cette prose latine chantée à Laudes :

Procul recedant somnia
Et noctium phantasmata,
Hostem que nostrum comprime,
Ne polluantur corpora.

Il faut savoir éloigner les causes des pollutions : sensibilité anormale de l'urètre prostatique irrité ; compression des vésicules séminales par la vessie ou le rectum trop pleins, décubitus dorsal prolongé, fatigues du chemin de fer, de la voiture, de la bicyclette, de l'équitation, caleçon trop serré, lit trop moelleux, draps de lit neufs. On traitera le varicocèle par une bonne compression ; le prurit anal, par les lotions phéniquées chaudes ; les hémorroïdes par les cachets (Monin) :

℞ Soufre lavé ....
Capsicum pulv.............
Extrait sec d'hamamelis.... āā 0,25
   — d'hippocastanum....
M (2 cachets par jour, soir et matin).

et les suppositoires (Monin).

℞ Beurre de cacao................ 4 gr.
Onguent populéum.............. 2 gr.
Tannin Pelouze............... 1 gr.
Ext. de ciguë................ 0 gr.50

Il faut traiter les oxyures, opérer le phimosis, rééduquer le sommeil (tête du lit au Nord ; chambre bien ventilée ; ne pas lire au lit, surtout des ouvrages médicaux ou licencieux ; se relever la nuit, dès qu'on ressent le besoin d'uriner). Vie en plein air, exercice physique et mental, régime doux. A chaque repas, boire un verre de bière, additionnée de 0 gr. 50 de lupulin (1). En se couchant, une cuillerée à soupe dans une infusion de nymphœa (Monin) :

℞ Eau camphrée saturée....... 180
Sirop de digitale............ ⎫
Sirop d'ergot................ ⎬ āā 25
Sirop de datura............. ⎪
Bromure de strontium........ ⎭

M.

On diminuera la sensibilité urétro-prostatique par les gouttes suivantes, 15 avant le repas, qui éloignent le réflexe éjaculateur :

1. Le lupulin (sorte de pollen des bractées du cône de houblon) combat l'éréthisme génital et réussit, dans les 4/5 des cas (Ricord) à juguler les pertes séminales.

℞ Teint. d'hydrastis............ 15
Teint. de piscidia............. 5
Teint. de belladone........... 3
Teint. de fèves Calabar........ 2

M. (Monin).

Les instillations de nitrate d'argent, le port nocturne d'un bon suspensoir, les onctions périnéales pratiquées, le soir, avec :

℞ Axonge camphrée............ 45
Extr. de datura................ ⎱
Bromhydr. de cicutine......... ⎰ āā 4

M. (Monin).

contribueront aussi à supprimer les pollutions nocturnes.

Il va sans dire qu'on évitera tous les stimulants du sens génésique : vin pur, alcool, kola, quinquina, thé, épices, condiments, raifort, moutarde, cresson, truffes, crustacés, coquillages, etc.

Le traitement électrique guérit souvent les pertes séminales : la galvanisation à 20 milliampères, avec interruptions et renversements fréquents, un pôle dorso-lombaire immobile et l'autre promené sur le périnée, les bourses et la verge. Je conseille, dans les cas rebelles, les courants diathermiques, avec l'électrode intra-rectale et les effluves et étincelles de haute fréquence sur le périnée et sur les lombes.

CHAPITRE V

Questions intersexuelles
Aphorismes sur l'Amour

Raisonner sur l'amour, c'est perdre la raison

Nous ne sommes guère les maîtres, mais
plutôt les esclaves de Cupidon : *amare et
sapere vix deo conceditur*, dit un proverbe

latin. Lorsque l'amour fond sur nous avec violence, dit Médée (dans *Euripide*), il ne laisse à sa victime ni honneur ni vertu.

L'amor mi rode, come il ferro ruggine

(POLITIEN).

C'est afin de pouvoir perpétuer la création, que la Nature a fait, de l'acte générateur, la plus grande jouissance. L'amour est en lutte éternelle contre la mort : c'est pourquoi l'être le plus vivant est toujours le plus amoureux (Saint-Bernard redoutait, à bon droit, la trop belle santé chez ses religieux).

L'amour est uue mauvaise bête, dit le vieux poète Bion : κακόν ἐστι το θηρίον. C'est une mix‑ture de volupté et de douleur : ἡδονῇ καὶ λύπη μεμίγμενον ἔρωτα (Platon, *Timée*). Le même Pla‑ton compare la passion d'amour à un cheval emballé qui emporte le char de l'âme : il déclare, d'ailleurs, qu'aimer follement est la seule manière rationnelle d'aimer.

Incipit vita nova : ecce Deus fortior me

(DANTE).

I utti miei pensier parlan d'amore.

L'instinct sexuel fait de l'homme un esclave. Ce qu'il y a de monstrueux dans l'amour, a dit Shakespeare (*Troïle et Cressida*, acte III, sc. 2) c'est que la volonté est infinie et l'exécution bornée ; que le désir est sans limites et que l'action en reconnaît.

> Nous aimons et, de là, les douleurs infinies !
> Car Dieu, qui fit la grâce avec les harmonies,
> Fit l'amour d'un soupir qui n'est pas mutuel.
>
> (SULLY-PRUDHOMME).

Il faudrait des volumes pour reproduire les pensées que, de tout temps, poètes et philosophes ont écrites, au sujet de la lutte que, sous le couvert de l'amour, se livrent, sans cesse, l'âme et la chair. « Le corps est un des noms de l'âme, et non le plus indécent », remarque M. Arland. Il est bien certain que l'impératif physiologique est à la base de l'amour. La passion sentimentale n'est qu'une création factice et artificielle, qui va contre le vœu de la nature. L'amour est profondément animal : c'est là sa beauté, qui réside en une obscure frénésie (de Gourmont). Il vit de représentations autant que de réalités, et de croyances plus que de certitudes. La femme aimée n'est qu'une matérialisation de notre désir : on étreint une femme et on n'aime, en définitive, que soi. C'est « la danse devant le miroir ». Le véritable amour est toujours un pacte charnel : il suit la possession. Tant que le corps n'est pas engagé, nous commandons à notre passion : il n'est de servitude que de chair (H. Bordeaux). Dans ce vaste monde, qui n'est guère qu'un lupanar dissimulé, l'amour est le grand niveleur : *Ama et fac quod vis* (S. Augustin). *Fœmina dulce malum* (S. Anselme). Ecrivains profanes et religieux, tous s'accordent sur ces points.

La chasteté endurcit le cœur (S. Clément). D'ailleurs, *virginitas non est castitas* (S. Grégoire). La vraie chasteté est celle qui reste sourde à toutes les concupiscences de l'instinct sexuel. Le Dr Matignon nous expose comment les bonzes du Cambodge soumettent à l'épreuve de chasteté leurs obéissants néophytes. « Le candidat est revêtu, non point de la tunique blanche, mais d'un vêtement ajusté en papier. En pareil costume, il passe la nuit aux côtés d'une femme aguichante, sinon par tempérament, au moins par profession. Le lendemain, le supérieur de la bonzerie et son clergé doivent trouver le papier, le « génésiscope » sans déchirure et sans la moindre pollution de sperme. Même en rêve, notre candidat doit rester pur ! A ce prix seulement, il est jugé digne d'entrer dans la confrérie.» Comme l'a dit le poète :

Virtutem videant, intabescantque relicta !

Mme d'Epinay définit la *pudeur*: une vertu attachée avec des épingles. Helvétius affirme qu'elle n'est qu'une invention de la volupté raffinée. P.-J. Proudhon va plus loin, lorsqu'il dit que, de sa nature, la femme est impudique: « si elle rougit, c'est par peur de l'homme ». Aussi, la poursuite du désir masculin mène presque toujours à sa satisfaction : « J'aurais pleuré, dit Lorenzaccio (dans Musset), j'aurais pleuré, devant la première fille que j'ai séduite, si elle ne s'était mise à rire ». « Pas si bête, disait Lauzun, d'imaginer qu'une femme ne pense qu'à moi, puisque je n'en embrasse jamais une, sans penser à une autre ! » Le jeu de l'amour, c'est de faire des dupes, de créer des mirages et des déceptions, de mettre l'infini dans ce qui n'est, le plus souvent, que bagatelle :

> N'appelez pas bonheur ce qui n'est que plaisir,
> N'appelez pas amour ce qui n'est que désir.

Trop souvent, hélas ! les illusions de nos sens se plaisent à parer de perfections imaginaires des idoles de boue. Comme l'a dit Mirbeau (dans *le Calvaire*), « il est des hommes qui ne peuvent voir un dos de femme sans y coudre des ailes de rêve et le lancer aux étoiles ».

Le délire érotomane se développe en trois stades : espoir, dépit, rancune. « L'amour, c'est des grands mots avant, des petits mots pendant et des gros mots après » (Pailleron). Bourdaloue (*Carême*, t. III, p. 29) compare la convoitise de la chair à une sangsue qui crie toujours « apporte, apporte » et ne dit jamais « c'est assez ». Mais Boileau, dans une *Chanson à boire*, répond au célèbre confesseur :

> Si Bourdaloue, un peu sévère,
> Nous dit : craignez la volupté ;
> « Escobar, lui dit-on, mon Père,
> Nous la permet, pour la santé. »

Eustache Deschamps avertit, toutefois, les paillards de son temps, « ceux qui tambourinent trop sur le parchemin pelu » :

> Ne heurtez la noire toison,
> Si voulez éviter vostre bière.

C'était un bon conseil, surtout à l'époque où les plus terribles épidémies de maladies vénériennes fondaient sur la pauvre Europe.

* * *

Que faut-il penser de l'*amour platonique*? C'est une manière d'idéalisation de l'instinct reproducteur. Son premier effet est la vénération : respect et amour se proportionnent et se soutiennent, sans que le respect étouffe l'amour (Pascal). L'amour platonique s'irradie souvent avec une brusque soudaineté : ce qu'on nomme le « coup de foudre », n'est, du reste, que la manifestation de la maturité du cœur. Certaines affinités (âmes sœurs) obligent à se connaître, à se plaire, à se sourire mutuellement. « A-t-il aimé, celui qui n'a pas aimé à première vue ? » (Shakespeare).

Montesquiou prétend, ironiquement, que, si Laure s'était donnée à Pétrarque après son premier sonnet, elle n'en eut pas inspiré un second. Mais il appert que le poète qui n'aima Laure que d'un amour spiritualisé, n'en était pas moins travaillé par d'ardents désirs sexuels : chaque jour, il suppliait le ciel de l'en délivrer et se rendit même, dans ce but, au Jubilé de Rome, en 1350. Cela prouve que l'amour de tête n'exclut pas le désir viril !

Contre l'obsession amoureuse, il faut conseiller, si vous ne pouvez bannir l'image, de l'évoquer sans trêve, sous toutes ses formes, jusqu'à l'user. On peut aussi recourir aux *ersatz* de la galanterie. Les miettes de l'amour valent souvent mieux que les morceaux et leur précieux avantage est de ne point rassasier. Il n'y a que le premier faux-pas qui coûte...

Lorsqu'une femme désirée se dérobe à vos avances, modelez votre conduite sur celle de Fontenelle, qui écrivait, à une belle rebelle, cette admirable lettre : « Madame, vous ne voulez pas m'aimer maintenant : j'attendrai. J'attendrai quinze ou vingt ans, si vous voulez. Vous aurez peut-être alors, moins d'éclat et de vivacité : mais je ne désire que le nécessaire, que vous aurez toujours. Adieu, madame, jusqu'à nos amours ! »

Mais la femme, comme le dit A. France, « est un piège adroitement construit ; on y est pris dès qu'on l'a *flairé* » (*L'Ile des Pingouins*). Et même l'olfaction joue un rôle non douteux dans les rapports des sexes. Martial l'avait prédit, dix-huit cents ans avant notre livre sur les *Odeurs du corps humain* :

Mentula tam magna est, tantus tibi, Pamphile, nasus,
Ut possis, quoties arrigis, olfacere...

Si la chair des jeunes hommes offre aux « barbonnes » (Joseph Renaud) une sorte de fascination physiologique, ce n'est point pour l'odeur, mais parce que, chez la femme âgée, en présence d'un adolescent, domine toujours la mère. A propos de ces liaisons anormales, je lisais, dernièrement, cette anecdote : le général Z... trouve sa femme, presque sexagénaire, en conversation intime avec son officier d'ordonnance : — « Capitaine, dit-il, vous aurez quinze jours d'arrêts, pour violation de sépulture. »

*   *

La femme, suivant un humoriste, est un livre qu'il faut aborder par son milieu, bien que l'*introduction* en soit la partie assurément la plus agréable. Les caresses de l'homme représentent une sorte de politesse sexuelle, destinée à inspirer à la partenaire le désir et l'attrait de la volupté. C'est un art nécessaire de préparation à l'œuvre de chair. Car la femme qui ne désire pas se prostitue et l'homme qui la prend ainsi la viole. Les sexes ne sont valablement unis que par la jouissance réciproque... et parallèle. Insuffler à une innocente le désir et même le besoin du coït : *hic opus, hic labor* du fonctionnaire marital. L'amour devient alors la reconnaissance du plaisir. L'initiation de la jeune fille est, d'ailleurs, un grand bonheur pour l'homme : la volupté de celle-ci, éveillée, met en orgueil sa propre chair.

Le malentendu le plus terrible entre l'homme et la femme est que la femme considère le désir de l'homme comme une preuve d'amour, alors que, de toutes les preuves d'amour, celle-là est la moins certaine (J. Marni). L'homme ignore, de son côté, la périodicité du besoin physiologique, loi fondamentale de la vie sexuelle de la femme. Le manque d'ardeur et la frigidité du beau sexe apparaissent généralement lorsque la marée mensuelle est à son déclin. Inutile d'aller là contre.

Tout le mal vient, peut-être, comme le pense cyniquement Sacha Guitry, de ce que les femmes sont faites pour être mariées et les hommes pour rester célibataires...

* * *

L'examen *prénuptial* devrait entrer dans les mœurs, avant d'obtenir, chez nous, force de loi. Cela permettrait aux hygiénistes une lutte plus efficace contre les maladies vénériennes. On évincerait ainsi de leur candidature obstinée au mariage deux catégories d'indésirables : les gonococciques, qui font de leurs épouses les éternelles blessées, et les syphilitiques, qui, sans songer aux tristes lendemains qui attendent leur ménage et leur descendance, chantent, insoucieux : vive le vin, l'amour et le *tabès* !

« L'amour veille sans cesse, et, même dans le sommeil, il ne dort pas » (Imitation de J.-C.) L'initiation de l'épouse, disions-nous, se fait surtout au moyen des caresses et des baisers, qui lui font attendre, sans trop de déconvenue, les réalités palpables. Les préhistoriens ont beau prétendre que le baiser est une survivance de la primitive antropophagie; physiquement, c'est une ventouse, mais c'est un noble et précieux trésor, pour rehausser l'étreinte charnelle. Un proverbe sicilien déclare que l'amour est la fleur du lit (on commence par les noces, disent-ils, et l'on finit par l'amour) :

Baiser, rose trémière au jardin des caresses,
Vif accompagnement, sur le clavier des dents,
Des doux refrains qu'Amour chante en les cœurs ardents

(VERLAINE).

Le christianisme a beaucoup fait pour l'amour en en faisant un péché. Le vieux Ferrand protestait, au nom de la religion, contre ces cajoleries dangereuses :

« Je redoute encore plus, dit-il, muguetterie et attouchement des parties, qui ne sont de la juridiction de l'œil, mesmes des mains et des tetins, ce que les Grecs appelaient βλιμοζειν, par une belle métaphore : car ce mot signifie proprement palper les oiseaux au marché, et sonder en les maniant leur graisse et bonté, nous voulant apprendre que celles qui endurent tels attouchements sont à vendre ou à prester » (*Le Médecin de l'Amour*, xvie siècle).

A propos du mariage, les Latins possédaient deux vocables qui (ce n'est pas sans cause) nous manquent : *virginius* désignait l'époux se mariant vierge ; *uxorius* celui qui cultivait exclusivement l'amour légitime.

Il n'y a souvent d'autre raison de ne s'aimer plus que de s'être trop aimés (La Bruyère). C'est pourquoi il faut suivre les bons conseils que frère Laurent donne à Roméo : « aime modérément ; c'est le seul moyen d'aimer longtemps ; car les bonheurs violents finissent en feux de poudre ».

Reconnaissons, pour terminer, avec Bulwer, que l'ennemi le plus mortel de l'amour, ce n'est ni l'inconstance, ni le malheur, ni la jalousie, ni la colère, ni aucune des phases de la passion, ni aucune des vicissitudes de la fortune : son ennemi le plus destructeur, c'est l'habitude, qui supprime tout mystère et ne laisse plus de place au roman. La fonction use l'organe et l'amour conjugal

meurt, comme on l'a dit, par auto-intoxica-
tion :

> Principium dulce, sed finis amoris amarum :
> Læta venire Venus, tristis abire solet.
>
> (OVIDE).

CHAPITRE VI

Appendice : pour la repopulation de la France

Il faut que France vive. — Défaite et suicide. — Nata·
lité, c'est vitalité. — Stérilité, c'est mortalité. — Les
semailles du progrès. — L'enfant créancier ou rentier
en herbe. — Une économie coûteuse. — Les nuits de
Paris. — La natalité au compte-gouttes. — Valorisation par sélection. — Qui sème, récolte. — Dangers de l'immigration. — L'expression géographique
et le vêtement de la patrie. — L'entretien d'une plaie.
— Croisade pour les berceaux. — Sus au mariage
blanc et à la restriction préméditée. — Bas de laine
et layette. — La politique à la petite semaine. — La
capillarité sociale et l'hypertrophie des gouffres ur-
bains. — Illégitimité, alcoolisme, désertion des campagnes. — La propriété agraire. — L'inhumanité du
fisc. — Fonctionnarisme, cabotinage, féminisme. —
Mariage d'arrière-saison. — La peur de la famille.
— Noblesse de la maternité. — L'enfant n'est pas un
parasite, c'est un commensal. — Fibromes des infécondes. — Un écrin sans bijou. — Les clés de la
communion conjugale. — Conseils aux futures mères.
— L'éducation sexuelle et la lutte contre la stérilité.
— Puissance de l'ovaire. — Hygiène de la femme enceinte. — Protection et assistance maternelles. —
Puériculture. — Conseils aux hommes pour l'enrichissement du cheptel humain et l'amélioration du coq
gaulois. — Les encouragements à la natalité, subventions pécuniaires, réduction des charges, vote fami-
lial, lutte contre la vie chère et contre le taudis. —

La répression de l'avortement et du néo-malthusianisme infanticide. — Sélection des sages-femmes. — Sauvons la graine. — Morts-nés et morts apparents. — Favorisons l'allaitement au sein et surtout au sein maternel, supplément de création. — Les gouttes de lait. — Une anecdote de Bourget. — La callipédie, l'eugénique ou l'art d'avoir de beaux enfants. — Les bons et les mauvais mariages. — Consanguinité. — Les beaux seins. — Voyage de noces. — Les fraudes conjugales. — Les excès d'alcool. — Là ou naît un pain, naît un homme. — La prévoyance paysanne. Contre l'antropotoxine et l'oligantropie. — Favorisons l'émigration urbi-rurale. — L'usine de la race : protection de la fécondité, de la nuptialité et de la natalité. — Puériculture intra-utérine et assistance anténatale. — L'enfant, c'est le père de l'homme, c'est l'avenir de la race. — L'amour de la famille, la joie du devoir et même du sacrifice, pour la grandeur de notre pays.

> « Ah ! vive un sol semé de biblique légende,
> Où chante encor la voix qui dit : multipliez !
> L'être y naît le front libre et les pieds déliés :
> La vie ouvre, pour lui, son aile toute grande ».
>
> (Jos. SOULARY.)

§ 1. — Vues générales

> « La France perd chaque jour une bataille ».
> MOLTKE.

La vie est un tonneau des Danaïdes, que la natalité emplit, pendant que la mortalité le vide. Accroître la natalité d'un pays, c'est multiplier sa capacité de travail et de production ; c'est augmenter sa puissance dans tous les domaines, militaire, marin, commercial, colonial, linguistique ; c'est peupler ses campagnes, fournir des bras à l'agriculture ; c'est fortifier sa moralité, sa validité, son patriotisme.

Avant d'améliorer quoi que ce soit, en France, il faut, d'abord, *que la France vive*, Le relèvement natal domine tout. La *dépopulation*, c'est la Gaule sans Gaulois, c'est la défaite, c'est le suicide : c'est la conquête, fatale et presque sans heurt, d'une noble nation par une horde cupide, haineuse, déversant sur son sol riche le trop-plein de sa population et de son industrie.

Le rayonnement du génie français est subordonné à la *repopulation* : seule, une natalité forte peut conditionner la vitalité de notre race. Mais la bonne volonté est, ici, surtout efficace, toute contrainte natale étant du domaine des impossibilités : c'est ainsi que l'institution du « Conseil supérieur de la natalité » agira sur la protection infantile, mais non sur la fécondité, ni même sur le taux des mariages.

L'implacable statistique nous montre, horoscope de péril, *l'effondrement natal* de la

France. Tandis que la période de doublement de la population est, pour l'ensemble de l'Europe, de 87 ans, elle est, pour nous, de 230. Sur 200 enfants naissant en Europe, il y en a un en France ; 100 naissances pour 1000 mariables, le dernier rang ! Depuis 150 ans, notre natalité s'est affaiblie d'un quart. Il y a, en France, 23 % d'unions stériles, 85 % à Paris. Des chiffres récents nous montrent la diminution graduelle des naissances :

Comment, dans ces conditions, garder notre victoire et récupérer nos sacrifices ? N'est-il pas douloureux d'appartenir à une nation qui se racornit par sa faute, sans souci de la menace de voisins à potentiel natal élevé ? Notons qu'une restriction volontaire, longtemps continuée, affaiblit, pour l'avenir, notre prolificité ethnique. La facétieuse question : « *La stérilité est-elle héréditaire ?* » serait loin d'être une plaisanterie d'examinateur. Il nous faut une France féconde, pour diriger les semailles du progrès humain !

§ 2. — Gravité du péril dénatal.

> « Telle la génération des feuilles, telle est celle
> des humains ; les races fleurissent et finissent ».
> (HOMÈRE, Iliade, VI, 146).

Chez nous, les cercueils menacent de dépasser les berceaux, tandis que nos voisins ont encore un excédent annuel de 7 à 800.000 naissances sur leur chiffre de décès. Malgré la perte de la Silésie et de l'Alsace, l'Allemagne atteint 62 millions (sans les Allemands d'Autriche), tandis qu'avec ses provinces reconquises, la France n'a guère actuellement que 39 millions et demi d'habitants ; en dépit de la douceur du sol français, la densité de notre population n'est que de 75 par kilomètre carré, alors qu'en Allemagne, elle dépasse 120. Et notez que les deux densités s'équivalaient, il y a soixante ans à peine.

> Pendant que du foyer tu récuses les charges,
> Regarde pulluler l'ennemi des Latins,
> Avec ses reins carrés et ses épaules larges,
> Prêt à lever, tout seul, le poids des grands destins !

Pour faire mentir Sully-Prudhomme, il nous faut porter *au moins* à 100 notre densité moyenne. Or, nos campagnes se vident.

Riche en vieillards, la France s'appauvrit en adolescents. L'enfant semble un fardeau, un créancier (Foville dit « un rentier en herbe »). La raréfaction des naissances dimi-nue il est vrai, la consommation, mais elle entrave la production : moins de co-partageants, mais moins encore de produits à partager. Augmentation du prix de la main-d'œuvre, grèves, chômages, ruines : c'est la misère organisée, au sein d'un pays riche. C'est « l'économie » coûteuse au premier chef.

Sur 10 millions et demi de ménages, la France en compte : 2 millions sans enfants, 2 millions et demi avec un ; 2 millions 300.000 avec deux ; 1 million et demi avec trois ; 1 million avec quatre ; 550.000 avec cinq ; 330.000 avec six ; 220.000 avec sept et plus ; 67 % des ménages contribuent donc peu, ou pas du tout, au maintien de la race. L'enfant est un petit Dieu qui compte, hélas ! bien des athées, puisque 2 millions de femmes mariées se résignent à ne jamais sourire à un berceau, et que 3 ou 4 millions s'efforcent de limiter leur progéniture, sans souci du

> Spectre toujours masqué, qui nous suit côte à côte,
> Et qu'on nomme Demain !

De quoi Demain sera-t-il fait, si nous laissons notre pays fondre comme un morceau de sucre ?...

Il y a deux siècles, la France formait le tiers de la population européenne : elle n'en est plus que le dixième. Après une bataille, Napoléon disait : « C'est une grande consommation d'hommes ; mais une nuit de Paris réparera tout cela ! » Les nuits de Paris ne réparent plus ! « Ayez le plus beau royaume, si la population stationne, la nation est sûre de périr » (Disraeli).

Nous cotoyons le précipice...

Voulons-nous survivre à notre victoire ? Remportons-en, vite, une autre sur nous-mêmes (Deschanel) : Cessons de fabriquer nos enfants au compte-gouttes... Aurions-nous *peur de la vie*, après avoir, si bravement, affronté la mort ? Pour assurer le prolongement d'une belle race, il suffirait de porter le total de nos naissances au *million annuel*, au lieu des 750.000 : c'est un effort facile. L'argument de la stérilité ethnique n'est point valable, lorsqu'on voit le Canada, peuplé de descendants français, fournir, actuellement, la natalité la plus touffue du globe.

§ 3. — Avantages d'une natalité forte.

> « Si notre maison ne se peuple
> d'enfants, elle se peuple de vices. »
> (SAINTE-BEUVE.)

Ajouter à la population, c'est assurer la prépondérance du pays et sa véritable richesse. C'est l'enfant qui donne l'élément de puissance sociale et de *valorisation par sélection forte*. S'il coûte momentanément, c'est pour nous rendre, au centuple, nos déboursés : après avoir consommé un peu, il produit largement. Au surplus, on observe que l'enfant d'une nombreuse famille est plus actif, plus intelligent, plus « débrouillard » que le fils unique.

La culture intégrale du sol, la prospérité industrielle, l'expansion coloniale et commerciale, le relèvement financier, la prépondérance militaire, la lutte contre le paupérisme, ne sauraient se passer d'une natalité forte. Il y a quatre siècles, quelques milliers de Peaux-Rouges végétaient sur le sol des Etats-Unis : aujourd'hui, 70 millions d'habitants y vivent, prospères, nourrissant de leur trop-plein la majeure partie du monde. *Qui sème, récolte* : la graine du blé et celle des enfants font la robustesse des peuples.

Les races appauvries par la *dénatalité* ne sont pas seulement une proie pour la conquête violente : elles sont guettées par la sournoise immigration. La France, auberge du monde, nourrit plus d'un million d'étrangers, qui disputent l'existence à nos nationaux (Les parasites s'attaquent toujours aux constitutions affaiblies). C'est ainsi que l'immigration compromet, de plus en plus, notre caractère national. « France » *n'est pas une simple expression géographique*. Pour le sol français, le matériel humain étranger est inharmonique et d'absorption difficile : il nous dépouille de notre vêtement patriotique ; augmente, chez nous, l'immoralité et la criminalité ; installe l'espionnage. Héberger un million d'étrangers, c'est entretenir une plaie : pour défendre notre sol et protéger la pacification européenne, il nous faut d'autres produits que les métèques. Ce n'est qu'avec des enfants français que nous pourrons montrer la même force que l'Amérique endiguant les alluvions chinoises. Organisons donc la croisade en faveur des berceaux.

§ 4. — Causes de notre dénatalité.

> « La dégradation marche de
> pair avec la dépopulation. »
> (Chateaubriand.)

Nous l'avons, déjà, fait pressentir : les causes sont ici moins matérielles que *morales*. La volonté de *ne pas faire d'enfant*, voilà la grande raison de notre dépérissement numérique. C'est le « mariage blanc », l'égoïsme réfléchi, la restriction préméditée, l'atrophie volontaire, qu'il importe de combattre.

En économisant *sur les enfants que nous ne faisons pas*, nous paierons cher les apparents avantages du jouisseur avare, qui préfère le bas de laine à la layette ! Cette dilapidation de la vie humaine est anti-naturelle. L'exaltation de l'individualisme, la crue des besoins (souvent artificiels, politique à la petite semaine), ne sauraient avoir, longtemps, raison de l'intérêt public, au point d'obscurcir jusqu'aux lois de la prolificité de l'espèce. Une exubérance natale réfléchie ne peut manquer de succéder à l'appauvrissement des unions, à la stérilité consentie.

La dépopulation est une *maladie du bien-être*, du désir de s'élever : « capillarité sociale » d'Ars. Dumont, « standard of life » des Anglais. La richesse crée la suralimentation, qui engendre l'arthritisme, cause reconnue de l'infécondité. L'histoire nous montre que toute civilisation a pour cortège le déclin natal : *à mesure que l'individu s'affine, la race décroît.* Il est triste de voir l'Allemagne compter, actuellement, autant d'enfants que la France, la Grande-Bretagne et l'Italie réunies, et cela, malgré les désastres de la guerre : l'instinct procréateur a dominé et confondu l'égoïsme, chez nos voisins ! Si nous persévérons dans notre étiolement, résisterons-nous aux ruées germaniques, alors que, dans un demi-siècle, on comptera un Français pacifique contre quatre Boches et un feldwebel ?

Notre époque a vu *l'hypertrophie des villes*, « gouffres de l'espèce humaine » (Jean-Jacques). Organisme tentaculaire, la ville amasse, comme en un abcès, ce que le pays a de plus malsain : l'existence y est tellement dévoratrice, qu'il est rare (Lagneau) de voir une famille parisienne dépasser trois générations. L'alcoolisme, la tuberculose et l'arthritisme sont les trois grandes causes de cette extinction. Les enfants illégitimes (qui y représentent plus du tiers des légitimes) fournissent une mortalité élevée, parce qu'ils sont mal nourris, mal soignés et victimes fréquentes de l'accouchement clandestin La loi n'oblige pas, non plus, assez sévèrement, les pères naturels à verser leurs pensions d'entretien. L'alcoolisme, enfin, lorsqu'il ne stérilise pas le mariage, entame le capital vital de l'enfant : Vénus bachique n'engendre que rebut humain : tuberculeux, épileptiques, poids mort social...

La désertion des campagnes a été funeste à notre natalité : de 75 %, qu'ils étaient en 1848, nos ruraux sont descendus à 48 % de la population totale. Il serait temps de *remembrer la propriété agraire*, hachée et disloquée par notre code successoral, qui pousse à l'exagération de l'esprit d'épargne et à l'affaiblissement de celui d'entreprise.

Il faut, aussi, incriminer *le fisc*, injuste et inhumain pour les familles nombreuses, puisque la cote mobilière et la patente se basent sur la grandeur du logis, *forcément liée au chiffre des enfants*, pendant que les impôts indirects leur aggravent l'excessive cherté de la vie.

Accusons aussi le *fonctionnarisme* exagéré, le relâchement des mœurs (littérature spéciale, cabotinage sous toutes ses formes), le *faux féminisme*, qui fait abandonner à la femme son éternelle mission de mère (elle veut être « libre », vivre sa vie et adopter des professions masculines peu compatibles avec les charges de la maternité).

La *peur de la famille* est prouvée par la fréquence des mariages « d'arrière-saison » : à Paris, c'est à partir de 40 ans pour l'homme, et de 35 pour la femme, que le chiffre des mariages y égale celui de la France totale. Comment obtenir cet amour conjugal, source fidèle d'une postérité vigoureuse, sans réprouver des unions qui ne sont qu'associations de capitaux ? Il importe de restaurer le mariage viril et de supprimer cette désharmonie entre le développement et le fonctionnement de l'appareil reproducteur, désharmonie qui entretient la prostitution et les maladies vénériennes causes avérées d'infécondité, de fausses-couches, de mortinatalité et de léthalité dans le premier âge.

§ 5. — La femme et la maternité.

« Maternité, sacre de la femme. »
(V. Hugo.)

Les peuples simples ont raison d'envisager la stérilité comme une vengeance divine, Car la maternité est la plus noble et la plus belle des fonctions et elle est indispensable à l'épanouissement de la santé et de la beauté féminines. *La nature est marâtre aux infécondes*, tandis qu'une belle grossesse, joyeusement consentie, amplifie la vigueur des plus délicates, assure leur résistance vitale et la plénitude de leur développement physique. *L'enfant n'est pas un parasite*, c'est un « commensal », qui stimule les forces de la mère et active sa mentalité elle-même.

Pinard affirme que, sur 100 fibromes de la matrice, 95 sont dus à la restriction conceptionnelle, qui trouble la nutrition de l'organe destiné à l'enfantement. Dûment vulgarisée, cette notion peut empêcher la femme de considérer comme un contre-temps la grossesse, aussi conforme à l'hygiène qu'à la loi morale, à la religion naturelle, aux joies du foyer, à la vie de la race !

Qu'est-ce qu'un ménage sans enfant ? Un écrin sans bijou. L'enfant est le chaînon connubial, la signature de la famille, le rouage du bonheur intersexuel. Sans lui, le ménage se désagrège et la maison est compromise : il tient, dans ses petites mains, les clés de l'amour, de celui qui fonde et perpétue, non de celui qui dégrade et détruit. Paix du présent et espoir du futur, il éloigne les mauvais désirs et rattache à la vie les plus pessimistes.

Une femme n'est vraiment femme que

> ... par ces petits êtres,
> Qui dans son cœur, bientôt, s'établissent en maîtres.

L'enfant réalise l'intime communion des époux, dont il est l'orgueil sacré...

C'est pourquoi nous devons veiller, de bonne heure, sur les *futures mères* : invigorer, surtout, poitrine et bassin (biberon et moule du bébé), par les jeux en plein air pur, la culture musculaire, l'aliment sain, les bains et frictions, l'hygiène du vêtement (corset sans busc, pantalon fermé), la lutte contre l'anémie et l'obésité, la constipation et le nervosisme. Nous éloignerons, ainsi, maintes conditions notoirement hostiles à la future maternité.

On parle beaucoup, en ce moment, d'éducation « sexuelle ». La vraie manière d'instruire une jeune fille sur ce chapitre, c'est de la marier vite, en lui suggérant d'avoir beaucoup d'enfants. Il est possible, pourtant (l'ignorance absolue étant un péril) de donner à la vierge quelques clartés sur son prochain destin, discrètement et sans dévelouter sa candeur ; innocente et avertie, elle restera abritée contre les curiosités malsaines.

Si le proverbe espagnol a raison, lorsqu'il dit que « jamais femme intelligente ne mourut sans héritiers », une femme mariée ne peut guère rester stérile. Veiller sur la normalité de son tribut périodique ; ne pas abuser des lavages antiseptiques, destructeurs des germes et, par conséquent, poisons de la race ; refuser le couchage à part, qui crée la mésentente, tout en se rappelant que toute passion excessive est inféconde (Balzac), et la passion infidèle encore plus, « l'herbe, comme l'a dit Lamennais, ne poussant pas sur les grandes routes », — Voilà des conseils, pour les désireuses de maternité.

Certaines médications et cures d'eaux, les injections alcalines, favorisent la fécondation. Le curettage guérit la stérilité due à la métrite. Le redressement d'un utérus dévié est parfois, nécessaire à l'imprégnation. Bref, on combattra la *stérilité*, suivant ses causes, toujours réductibles : on évincera la chirurgie mutilante et les rayons X stérilisants, quand l'urgence de ces traitements ne sera pas démontrée. Quant aux manœuvres permettant de cueillir la fleur du plaisir en évitant son fruit, toute honnête femme les bannira de son horizon habituel.

C'est, selon Descartes, à la médecine qu'on demande « la solution des problèmes intéressant la grandeur des nations ». Ce n'est qu'en éliminant les entraves à la prolifération du sang français, que nous obtiendrons les additions réclamées par notre race. Les deux ovaires d'une femme contiennent assez d'ovules pour engendrer le chiffre d'habitants réunis dans Lyon, Marseille, Bordeaux et Rouen. Et la femme peut engendrer pendant trente ans au moins ! Concluez...

Cependant, trop précoces ou trop tardives, les grossesses donnent des produits à vitalité plus précaire. Il en est de même des grossesses rapprochées, qui constituent ainsi, paradoxalement, une cause reconnue de dépopulation.

Enceinte, la femme modifiera peu ses hatudes. Elle portera une ceinture spéciale ; assurera le soigneux fonctionnement de sa peau et de son intestin ; surveillera ses urines au point de vue de l'albumine. Elle évitera l'air confiné des théâtres et soirées, la trépidation des véhicules, les efforts violents et les labeurs excessifs, les chutes et les secousses, les vicissitudes atmosphériques, les bains trop chauds (même de pieds), les vêtements serrés, les vives émotions (peur, jalousie). L'entourage prendra en considération l'impressionnabilité de la femme enceinte à tous les chocs psychiques et combattra surtout sa phobique obsession de ne pas arriver à terme. Il faut, par toutes les méthodes que suggère la sympathie, faire renaître, en elle, la douce confiance et relever l'énergie morale, aux prises (surtout s'il s'agit d'une primipare), avec la crainte de l'imprévu. La responsabilité mentale est, parfois, si atténuée, qu'il serait équitable d'exempter des poursuites judiciaires toute femme reconnue en état de grossesse : au cas de « fait qualifié crime », elle serait placée dans un hôpital spécial, où sa mise en accusation ne lui serait signifiée que quarante jours après la parturition.

La protection de la maternité, étendue au respect de la fille-mère (souvent plus malheureuse que coupable) sera, pour notre époque, un éternel honneur. En empêchant la grossesse de devenir, pour la femme peu fortunée, un facteur de mort, de maladie ou de misère ; en offrant à la mère, en échange du trésor donné au pays, la sécurité de voir son enfant prospérer, le législateur fait, à la fois, œuvre pie et bon placement. La protection relève le prestige de la maternité, traditionnel chez les Anciens : à Athènes, où Lycurgue assimilait la morte en couches au guerrier tombé pour la patrie ; à Rome, où *l'incincta* (la robe lâche) était comblée de vénération et de privilèges.

Il faut bien dire que, si la Française n'a pas toujours rempli son devoir envers son pays, le pays a, parfois, négligé son devoir envers elle, depuis le temps où la Convention récompensait la fille-mère qui élevait son enfant par son travail. La loi P. Strauss (1913) permit, enfin, à l'ouvrière, des repas rétribués pendant la période de grossesse et d'allaitement. La misère ne la contraint plus à travailler jusqu'à terme, ni à reprendre son travail à peine relevée. Mais, pour favoriser, pleinement, la *puériculture*, protection et assistance doivent être développées : il faut généraliser les cantines maternelles et les restaurants gratuits pour nourrices. C'est aux « mutualités maternelles » de combler les lacunes de la loi. La vulgarisation des conseils (oraux ou imprimés) doit être étendue, par l'œuvre des infirmières visiteuses, agents de liaison entre la future mère et les soins prénataux, si favorables à une heureuse grossesse. « Persuader, non contraindre », tel est le programme. L'automobile peut créer, dans les campagnes les plus déshéritées, des consultations ambulantes, à dates fixes, pour dispenser, avec sollicitude et vigilance, l'hygiène nécessaire et l'aide compétente ; dépister, surtout, les cas difficiles.

L'éducation du public se fera parallèment. Il respectera et honorera les mères, cessant, à l'adresse des « gigognes », ces plaisanteries surannées, qui équivalent, aujourd'hui, à des blasphèmes. Rappelons aux Français stériles, que *célibataire*, vient du latin « cœlebs », qui veut dire *délaissé* et redisons avec le poète :

> L'inépuisable joie émane de la Vie,
> Et la Femme, à jamais vénérée et ravie,
> Multiplie, en un long baiser, l'homme immortel.

§ 6. — Quelques conseils à l'homme.

> « Gladiatorial theory of existence ! »
> (HUXLEY.)

La paternité est la sanction de l'amour confiant et l'un des puissants mobiles d'activité chez l'homme. Existe-t-il plus sublime mission que celle de reproduire la vie et de se prolonger dans son enfant, d'abord la grâce, bientôt la force ? Poètes, musiciens, sculpteurs et peintres nous ont à l'envi, représenté les joies du père : Greuze, « avec ses fricassées d'enfants » (Diderot) prêche éloquemment la repopulation. Pour le père, l'enfant est un bien, une sauvegarde, un espoir, un viatique. Il préserve du découragement, rassérène l'esprit et tonifie le cœur...

Un adulte peut procréer des milliers d'enfants : en le priant d'en offrir *quatre ou cinq au plus* à la communauté, nous restons dans l'ordre du possible ! Le climat de la France, la fertilité de son sol, la valeur ethnique de ses habitants, tout milite en faveur de l'enrichissement de son cheptel humain, par une vigoureuse natalité. Seule, une prévoyance mal comprise a pu faire admettre, pour le coq gaulois, la limitation des naissances.

Changeons cette égoïste mentalité ; pensons à nos responsabilités d'avenir ; ayons foi dans nos destinées et fertilisons l'arbre national, dont les enfants sont les racines. En procréant, avec volonté et discipline ; en conservant au mieux nos enfants, la crise du dépeuplement sera, promptement, enrayée chez nous.

Dans les jeunes ménages, il est rare que ce soit la femme qui répugne à la conception. C'est plutôt l'homme qui s'y refuse et, comme

le dit la loi de Manou, « un champ clos ne
saurait rendre qu'autant qu'il a reçu sa semence » : l'homme est le maître, le *géniteur*.
Il évitera, dans son adolescence et sa jeunesse, les excès, incontinences et aberrations génésiques ; il se préservera surtout,
des maladies vénériennes, qui blessent et
stérilisent les organes reproducteurs et compromettent leur fonctionnement : à cet égard,
le mariage des syphilitiques ne saurait être
admis qu'après trois ans de guérison prouvée. « Patres comederunt uvam acerbam, a
dit Jérémie (xxxi, 29) et dentes filiorum obs-
tupuerunt. » La corruption juvénile engendre des calamités sans nombre, au lieu que
le *mariage jeune*, moralise l'homme par la
paternité. En renonçant au suprême honneur
de *l'homo sapiens*, l'honneur de donner la
vie, « nous payons, en gendarmes, en police,
en prison, en bagne et en crimes, ce que
nous refusons de payer en providence et en
tutelle » (Lamartine).

Ajoutons que la *masculinité des naissances*, critérium de la vigueur et parangon de
la défense pour une nation, augmente singulièrement avec le mariage jeune. La prédo-

minance natale actuelle de filles, n'est qu'une
réaction contre la vague de dénatalité accen·
tuée par les hécatombes de la grande güerre.

§ 7. — Encouragements à la natalité
Répression de l'avortement

> « On ne s'appuie que sur ce qui résiste. »
> (STENDHAL.)

Est-il juste que 3 millions de ménages pro·
lifiques supportent les deux tiers des charges de la collectivité ? N'est-ce pas plutôt
cette dernière, qui devrait payer aux reproducteurs, un impôt, justement gagé sur les
improductifs, en compensation de leur inva·
lidité ? En droit romain, la loi Manlia ne
craignait pas de doter les jeunes filles pau-
vres, au moyen d'une redevance qui frappait
les célibataires aisés.

Le jour est venu de soutenir, autrement
que par des paroles, les familles nombreuses,
*par une péréquation qui charge les sans-en·
fants* : et cela, même au prix de sacrifices
budgétaires. Placement de « père de famille » :
l'avenir, a dit Homère, est un enfant qui
repose sur les genoux des dieux.

Déjà, l'Etat subventionne communes et départements organisant des primes de natalité : mais tous les Conseils généraux devraient voter les crédits nécessaires à ces primes : la proposition Delachenal, attribuant aux familles 360 francs par an et par enfant, à partir du quatrième, est excellente, en cet ordre d'idées, bien que maigre.

M. Larcher estime qu'une « Caisse Nationale » obligeant à concourir à l'élevage des enfants les citoyens dépourvus de cette charge, produirait 3 milliards de revenu annuel : précieuse aide, pour alimenter les familles qui augmentent le patrimoine du pays. Elles ne redouteraient plus à l'avenir, de semer des malheureux ! L'idéal n'est-il pas de transformer en un fructueux métier la fabrication des enfants ?

Il faut aussi réformer notre *régime successoral ;* accorder la liberté testamentaire, le père disposant de ses biens, quel que soit le chiffre de ses enfants, ou pouvant les laisser longuement *indivis :* ainsi, il n'y aurait plus intérêt à n'avoir qu'un unique héritier.

La classe des *fonctionnaires* est la plus stérile des catégories du pays. Il est loisible d'y restreindre le célibat, en majorant les traitements, modestes ou élevés, d'un quart, si le fonctionnaire est marié : on ajouterait un dixième en plus à la naissance de chaque enfant. Cette « cote familiale » rétablirait l'équité : actuellement, le fonctionnaire père de famille ploie sous le faix des charges et son avancement est bien plus lent que celui du célibataire ou du marié sans enfants...

Nous avons vu que, pour la pérennité de la race, il suffit *d'encourager la naissance du troisième enfant.* Mais il faut aussi subventionner les nombreux ménages pour lesquels trois enfants à élever représentent actuellement, un véritable héroïsme ! La natalité est beaucoup d'ordre fiscal : ne lésinons donc pas sur une dépense qui n'est au total, qu'un *prêt* à gros intérêt. Ne réservons pas, non plus, trop exclusivement les subventions aux indigents, ouvriers, petits employés, *prolétaires* (du latin *proles*, race, les faiseurs d'enfants). C'est souvent dans la bourgeoisie que la multiplication des bouches à nourrir est redoutée, en raison des privations, réelles ou supposées, qu'elle impose : mais c'est là aussi, que se recrutent les élites laborieuses, facteurs de prospérité. Réveillons donc l'aptitude prolifique des classes moyennes : c'est par la division de la fortune acquise que se réalisera, automatiquement, le rêve social de l'égalité. Des conférences aux soldats, aux paysans, peuvent mettre en lumière ce rôle dévolu à la plurinatalité pour le nivellement des fortunes.

Il faut surtout que l'esprit égoïste et les idées de luxe fassent place aux sentiments d'altruisme et d'abnégation : enrayons le luxe et le vice; restaurons la sagesse et la morale; substituons, à la recherche exclusive du bien-être et du plaisir, la foi en un idéal à longue portée (Observez que nos départements restés le plus attachés à leurs traditions et à leurs croyances sont aussi ceux qui présentent la natalité la plus touffue).

On viendra en aide aux reproducteurs, en augmentant le pourcentage des déductions, dégrèvements et même *exemptions* d'impôts, déjà consentis en principe par le fisc, mais le chiffre d'abattement est encore trop dérisoire. N'exagérons pas l'assistance sans enquête, qui encourage l'imprévoyance et la paresse. Généralisons la création des « Caisses

patronales », qui assurent le « sursalaire »
aux familles nombreuses. Réduisons encore,
pour elles, les obligations du recrutement
militaire, multiplions les faveurs pour les
déplacements ; créons des logis spacieux à
bon marché, les cités-jardins, les bourses
d'enseignement ; la vote plural ou familial·
C'est en rendant l'existence facile aux grou-
pes familiaux (au besoin, en leur concédant
certains crédits) que nous sortirons de l'im-
passe dénatale. Trop de ménages se stérilisent, par la dureté de la vie. La moitié des
citadins sont des victimes du « taudis » : la
France a grand besoin d'une *cure d'air*,
c'est à-dire de l'émigration urbi-rurale, du
retour à la terre nourricière.

— « Pas encore d'enfants ?—fait dire le cari-
caturiste au jeune ménage. -- Mais non :
nous sommes logés si petitement. » Addition
nez, je vous prie, ce que le faux-luxe et les
inutiles dépenses enlèvent à vos ressources
et vous y trouverez de quoi entretenir une
progéniture : « un seul vice, a dit Franklin,
est plus coûteux que toute une famille à
élever. »

L'avortement était fréquent dans la Société

romaine de l'Empire : « la femme, d'après Ovide, tue l'enfant dans son sein, pour éviter les rides de son traître ventre. » C'est par ces pratiques, que périt l'élite de Rome, dont la législation admettait le droit à l'avortement. Il fallut le christianisme, pour révéler à la femme ses devoirs et assimiler à un assassinat la fausse-couche volontaire. Saint Paul proclame que « ce n'est point la femme qui a pouvoir sur son corps, c'est le mari et Dieu. »

Chez nous, l'avortement détruit un tiers des produits de la conception : le néo-maltusianisme fait 500.000 victimes annuelles ! Criminalité effarante, que l'on espère endiguer par la « correctionnalisation » des poursuites, les assises étant coutumières d'une mansuétude trop indulgente : douze condamnations par an ! Il faudrait aussi autoriser le médecin à faire sa déclaration devant le tribunal, sans qu'il risque de pénalité pour violation du secret professionnel. Quel que soit l'âge du fœtus, l'avortement est un meurtre et celui qui tue un être procréé est un assassin : un rigoureux châtiment pour les coupables et des sanctions sévères pour

leurs victimes (considérées comme compli-
ces), sont indispensables, si l'on veut enrayer
le fléau.

Il faut aussi réaliser la sélection des *sages-
femmes*, afin d'exiger d'elles le sens étroit
de leurs devoirs : aux « clientes » qui les
pressent de coupables pratiques, elles révè-
leront toute la gravité des manœuvres aborti
ves, la mort fréquente, les maux incurables,
les longues incapacités, les infirmités défini-
tives qui en découlent.

Facilitons à la fille-mère l'entrée de la
« Maternité », pour éloigner toute tentation
de crime. Poursuivons les annonces sus-
pectes et ces libellés de mensonge, qui prô-
nent la stérilité en représentant l'enfant
comme un fardeau et une ruine et la fécondité comme mère des maladies de la femme :
publions que c'est l'avortée, au contraire,
qui livre sa santé. Le *néomalthusianisme est
l'école de l'infanticide*. Il faudrait obtenir la
déclaration obligatoire de toute fausse-couche, avec enquête sérieuse dans les cas sus-
pects. On pourrait aussi réglementer la vente
de certains appareils : il est fâcheux qu'ils
soient, en même temps qu'anti-conception-

nels, préservatifs des contaminations vénériennes...

A côté de l'avortement volontaire, il est juste de faire, ici, une place à la fausse-couche *par imprudence* des jeunes mariées, dont les fatigues peuvent condamner, *ab ovo*, une œuvre bien commencée. L'hygiène de l'enfant débute à la conception : sauvons la graine ! Un traitement intelligent pourrait triompher, également, de bien des cas de stérilités, jugés à tort inévitables : si chacun des 20.000 médecins français se faisait *nata-liste* et guérissait, tous les ans, *un* seulement de ces cas-là, quel succès pour la bonne cause !

§ 8. — La lutte contre la mortalité infantile.

> Malheureuses petites ombres,
> qui ne durent que dans la mé-
> moire d'une mère...
>
> (J. MICHELET.)

L'enfance, symbole de vie, est l'âge qui paie à la mort le plus lourd tribut. Tout est aquilon, au nouveau-né : un enfant venant au monde a moins de chances de vivre une semaine qu'un nonagénaire, et de vivre un

an qu'un octogénaire. Il nous meurt, annuel-
lement, un million d'individus âgés d'un jour
à 14 ans et leur conservation est souvent possible, sachons-le bien.

Le *mort-né* est un produit développé pour
être viable et qui ne vit pas. Il y a plus de
garçons mort-nés que de filles (1/3 environ)
et les illégitimes donnent près du double de
mort-nés que les légitimes : que d'infanti-
cides (par omission ou commission) figu-
rent dans ce pourcentage, qui nous crie de
développer l'assistance à la fille-mère ? La
morti-natalité des naissances jumelles est
trois fois plus forte que celle des naissances
simples. L'hiver fournit le maximum des
morts-nés : la saison froide passe les bébés
au crible.

La moitié de la mortalité *fœtale* est due à
la syphilis et peut être réduite par le traitement des mères. D'autres infections et intoxications, funestes au produit, sont encore jus-
ticiables de prophylaxie. Le surmenage, les
émotions vives, les « présentations » défavo-
rables, hostiles aux couches heureuses, peuvent aussi se prévenir. Toute débilité congénitale est justiciable de soins : l'assistance

par les consultations des dispensaires, la surveillance de la gestation par des visiteuses, dépisteront les états anormaux. Mais il est urgent de relever le taux des allocations aux femmes, pour leur permettre un repos au moins *relatif* trois mois avant l'accouchement, avec droit d'asile dans les maisons maternelles et refuges-ouvroirs.

En cas d'accouchement imprévu, chacun doit savoir combattre *la mort apparente* du nouveau-né. Fréquemment, s'il ne respire pas, c'est que sa gorge s'obstrue de mucosités, aspirées au passage des organes maternels : il faut, avec le doigt, dégager ces « glaires ». On pratiquera, ensuite, des insufflations de bouche à bouche ; on donnera au bébé un bain sinapisé ou une friction d'eau vinaigrée. Le succès récompensera souvent le sauveteur. Pour les enfants nés avant terme, rappelons ici les bons résultats des « couveuses ».

Puisque nous faisons peu d'enfants, attelons-nous à la défense des berceaux et tarissons toutes sources de la léthalité infantile. La mortalité des nourrissons, qui est de 15 %, tomberait facilement à moins de 8, (chiffre de la Norvège), si l'infanticide *par négligence* ne se mesurait en hécatombes. La diarrhée, maladie du lait altéré, du biberon, de la téterelle et de la sucette malpropres, la diarrhée infantile ne doit-elle pas disparaître du siècle de l'asepsie ?

Si le « choléra » tue six fois plus d'enfants élevés au biberon, *c'est que le lau de la femme a été cree pour le petit de l'homme :* il se compose de cellules d'origine maternelle. « Mamelle est la belle fontaine que dame Nature, sage et provide, prépara pour le petit » (P. de Sénès). Le nourrissage *maternel* diminue, des 3/5, les chances de mort de l'enfant, l'allaitement *mercenaire* donnant encore 25 % de mortalité. Grâce à l'engouement de la mode, Rousseau put, jadis, restaurer l'allaitement par la mère et sauver la vie de nombreux enfants sacrifiés à la cupidité et à l'égoïsme. Aujourd'hui, l'industrie nourricière a fortement périclité : on peut dire que c'est l'un des rares bienfaits de la guerre.

La *loi Roussel* sur la protection du premier âge (loi de bienfaisance, d'hygiène, d'assistance et d'amour), a besoin d'utiles additions. L'enfant de la nourrice, âgé de 7 mois au moins, devrait être sevré dans les trois mois qui suivent l'arrivée du poupon étranger et le biberon devrait être illicite à la naissance. On épargnerait, ainsi, un riche capital humain. L'enfant privé du sein et éloigné de sa mère succombe dans d'énormes proportions. Observons que, si Th. Roussel eût vécu à l'époque de la Convention, notre population actuelle serait augmentée d'un tiers, grâce à la protection de l'être frêle, fragile et inharmonique qui ne trouve trop souvent dans son berceau, « qu'un court instant de lumière entre la nuit et la mort » (Michelet). Malgré le bon air et le bon lait, la mortalité de l'enfance est plus forte dans les campagnes, où nous devons lutter sans cesse contre les préjugés et l'ignorance, dont le degré est, parfois, inconcevable.

Les abandons d'enfants sont devenus rares, depuis la suppression de l'immorale institution des « tours ». Ce qui est fréquent, c'est le renoncement à l'allaitement maternel, qui, pourtant, est rarement contre-indiqué. Proclamons que la mère a presque toujours du lait et qu'elle *doit* nourrir son enfant, non seulement pour lui, mais en vue de sa propre santé et du retour involutif intégral de ses organes maternels. *L'allaitement est un supplément de création* : dans ce devoir, la femme trouve, à la fois, santé, beauté, joie, émotions douces et même voluptueuses :

> Ah ! loin de le livrer au sein de l'étrangère,
> Sa mère le nourrit : elle est deux fois sa mère !

Pour favoriser cet allaitement, allouons à l'ouvrière au repos les 2/3 de son salaire. Multiplions les « gouttes » de bon lait et les distributions de bons biberons ; inspectons les étables et les laiteries ; contrôlons les laitiers ; surveillons, surtout, l'enfant pendant les chaleurs et les périodes de la dentition. Assurons aussi la parfaite exécution de lois dont le principe heureux est indéniable, mais la pratique insuffisante ; créons des crèches, des mutualités, avec carnet d'élevage. Enseignons la puériculture, même aux jeunes filles des écoles ; répétons aux mères qu'un bébé ne saurait voyager à quelque distance qu'au prix de risques sérieux, etc.

Mères, présentez le sein à votre enfant ! P. Bourget conte le cas d'une institutrice abandonnée au terme de sa grossesse : elle demande à un prêtre s'il l'absoudra de l'infanticide-qu'elle médite. Le prêtre feint d'y consentir, à la condition qu'elle donnera à têter au petit, avant de le tuer. Mais l'enfant tire sur le mamelon et les larmes inondent le visage de la mère ; elle embrasse avec passion le petit être qu'elle voulait détruire, en haine d'un père indigne. C'est ainsi que l'allaitement transfigure ineffablement la femme...

§ 9. — Comment avoir de beaux enfants.

> Tu peux, car tu dois.
> (SCHILLER.)

Il est clair que la qualité vaut, ici, mieux que la quantité. Mais la France doit, d'abord, atteindre son *quorum* : le reste viendra par surcroît. Parons au déficit.

L'acte qui donne la vie doit être réfléchi et médité, et ne pas rester (ce qu'il est trop souvent) incohérent et frénétique.

L'art d'avoir de beaux enfants (*callipédie* des anciens, *eugénique*, actuellement) n'est guère sorti de l'empirisme. L'idéal plutonicien était la sélection des plus braves, s'unissant aux plus belles, pour l'obtention de produits d'élite, élevés aux frais de l'Etat. Ce programme, que proposent encore quelques utopistes, aboutit à la suppression de la famille, cellule-mère de la nation. La patrie est un syndicat de vivants, de morts e de naissants.

C'est à la femme qu'incombe l'amélioration de la race. On est plus l'enfant de sa mère que de son père. La femme compensera la pénurie actuelle des mâles, puisque nous n'avons plus, comme avant la guerre, le choix des reproducteurs : les amputés, aveugles, mutilés, etc... sont, d'ailleurs, capables de procréation normale, leurs lésions n'étant nullement transmissibles.

Contrastées, les unions sont plus favorables. C'est aux ruraux de renouveler les citadins : c'est aux différentes provinces de *croiser*, en les solidarisant, les fractions les plus éloignées du pays, la facilité des communications permettant les plus heureux mélanges de races.

Encourageons le mariage, puisque la natalité française est surtout légitime et que les enfants naturels sont de qualité inférieure. Il est indispensable de simplifier les formalités matrimoniales, pour favoriser les unions.

Si les enfants d'un jeune époux meurent souvent en bas-âge, c'est qu'une nubilité précoce succède à une puberté prématurée, qui nuit à une bonne progéniture, par les excès qu'elle engendre. Les « embrasés » ne produisent rien de bon. A la science, appartient de dévoiler les conditions favorables aux cellules germinatrices, dans les deux sexes; d'éloigner (par la police sanitaire et surtout par la prophylaxie individuelle), les influences nuisibles à la reproduction ; de montrer que l'hérédité est la maîtresse de l'humanité et que c'est un crime que de procréer des malades. Peut-être serons-nous un jour, mieux assurés contre les risques d'une postérité défectueuse... En attendant, disons et répétons aux époux : *le mariage n'est fait que pour la reproduction*, toute fonction réclamant son mécanisme complet et final, sous peine de devenir funeste à la santé. *La vie, c'est la création.* La vitalité des Juifs est due à ce qu'ils se marient jeunes, produisent plus de mâles, moins d'illégitimes et moins de mort-nés.

Darwin, signalant le danger d'épouser une « héritière », rejeton fréquent d'une famille décimée par la maladie et suspecte de donner, à son tour, des produits tarés, se demande pourquoi nous n'appliquons pas, à nos croisements, les soins que nous prenons pour les races animales. La procréation devrait s'effectuer en connaissance de cause et non par le hasard : il faut être robuste, pour avoir des enfants sains. Les dégénérés et les chétifs sont une charge pour la famille et la nation. Empêchons le mariage des tuberculeux, des syphilitiques, des intoxiqués. Malheureusement, notre système dotal permet des unions faciles à des filles malades, qui multiplieront les débiles de corps et d'esprit, les incapables biologiques. Il est important de limiter *à une unité* toute progéniture de parents malades : car les derniers enfants sont toujours les plus tarés.

La naissance d'enfants affaiblis est due parfois, accidentellement, aux excès de travail ou de plaisir, au surmenage et aux rivations des parents : c'est sur le petit être que se reflètent, douloureusement, les infractions à l'hygiène. Cependant, le bon air, la saine alimentation, le soleil, triomphent parfois, de la chétivité et du nanisme congénital, ainsi que des diverses inhibitions à la croissance normale (rachitisme, etc.)

Les mariages *consanguins* sont souvent frappés de stérilité ou produisent des malformations qui détériorent l'espèce. Il ne faut pratiquer ces unions qu'en l'absence de vices héréditaires chez les futurs : pour peu qu'un seul ascendant ait présenté une maladie observée dans la famille de l'autre fiancé, déconseillons le mariage : car la consanguinité multiplie les chances d'hérédité morbide.

Heger conseille aux jeunes hommes désireux de postérité de faire choix de jeunes filles aux seins bien développés : terrain favorable au geste du semeur. Si le désir d'engendrer est réciproque, deux souhaits qui se rencontrent valent un fait accompli...

Protestons contre le traditionnel voyage de noces, dont les fatigues inaugurent des prédispositions à la fausse-couche, qui ne se borneront pas toujours au premier enfant.

Les « fraudes » conjugales, dépravation de l'amour, ne représentent pas seulement une offense à la natalité. Elles sont, surtout pour la femme, causes de névroses, d'émotivité, de tristesse, d'angoisse, de palpitations, de troubles digestifs.

L'homme se gardera d'engendrer après excès de boissons. Pour faire un produit de force et de durée (et non un débile et un éphémère), il faut *créer en pleine lumière cérébrale, en plein équilibre nerveux.* L'enfant porte sa marque de fabrique et l'avenir du pays se trouve lié à la puériculture « avant la lettre ». Les enfants issus d'alliances maladives ou surannées (même de malades occasionnels et de convalescents) offrent certaines infirmités, une faible résistance, une précoce décrépitude.

Pour accroître nuptialité et natalité, chacun se doit d'encourager le travail fructueux et accessible : « là où naît un pain, naît un homme », axiome d'économie politique.

Comptons surtout sur la *prévoyance paysanne*, pour relever la natalité. Sauf la « famille souche» (vivant sous le même toit),qui reproduit peu, à cause de sa faible nuptialité, et sauf notre Ouest, ravagé par l'alcool, le paysan, le prolétaire agricole, sont moins avares de paternité que l'ouvrier imprévoyant des villes. La grande industrie est plus favorable que la petite à l'éclosion de la famille : loi vraie autant pour les patrons que pour les ouvriers.

Avec les terrains qu'elle a pris à la grande propriété, la natalité paysanne ne peut qu'augmenter : la modestie des besoins et les nécessités des travaux ruraux ne sauraient que pousser à cette augmentation. Tôt ou tard, il nous faudra revenir à la terre. Car nous pourrons souffrir de la pléthore industrielle ; mais jamais nous n'aurons trop de rendement agricole. Réhabiliter la vie à la campagne : voilà, pour la repopulation, un remède plus substantiel que la médaille des mères ! Nos villes sont trop riches en « anthropotoxines ». En remettant en honneur le travail agricole ; en luttant contre le dépeuplement des champs et contre ces préjugés de luxe et de plaisir qui n'ont pour cortège que le vice et la misère ; en récompensant les cultivatrices mères de familles nombreuses ; en développant, partout, le mouvement sportif, précieux frein d'arrêt pour l'alcoolisme juvénile, nous renverserons ce dieu de boue qu'on appelle l' « oligantropie ! »

Il est urgent aussi d'enrayer la *mortalité générale*, foncièrement hostile à la prolificité française, puisque (sans aucune épidémie) elle est de 20,2 pour 1.000 contre 14,8 en Allemagne. Il est grand temps d'apporter, à cette situation, d'énergiques remèdes. L'impératif est, ici catégorique : perfectionnons notre armement contre la mortalité.

§ 10. — La protection des naissances. Conclusions.

> « C'est à la quantité de protection entourant les êtres faibles, que se mesure le degré de civilisation ».
>
> (V. Hugo.)

La naissance n'est qu'une étape, dans l'évolution de l'être : dès que l'œuf humain est fécondé, il est sujet aux maladies et à la mort et doit être protégé contre les anomalies, monstruosités, infections et intoxications, qui compromettent la période embryonnaire de son existence. Une meilleure récolte natale peut être obtenue, par cette protection *avant la lettre*, qui comprend la surveillance de la gestation jusqu'à terme et la surveillance de l'accouchement. Organisons solidement *l'usine de la race*...

La puériculture intra-utérine multiplie les naissances viables, les additions à la patrie, en quantité et qualité, pour embellir ses éternelles destinées. La recherche des conditions favorables à la conception de produits de *valeur*, c'est-à-dire offrant le maximum de défense et de résistance ; les consultations des maternités, ces écoles des mères ; les dispensaires, expositions, cours et conférences d'assistance *anténatale*; la multiplication des visiteuses et monitrices d'accouchement et d'allaitement ; la création de centres de placement et d'élevage à la campagne, de crèches et pouponnières, sises au grand air et au soleil et strictement surveillées, avec isolement possible des enfants : voilà autant de palliatifs à l'hypo-natalité. Tout cela coûte cher : mais il s'agit de dépenses qui sont des économies. Notre épargne peut-elle se capitaliser au détriment de notre race ? Non : il faut que le budget de l'enfance égale au moins celui que notre démocratie a consenti pour ses vieillards. L'enfant, c'est l'avenir : ce n'est pas parce qu'il n'est point électeur, qu'il ne doit pas intéresser nos législateurs ! Et, dans un autre ordre d'idées, calculez, s'il vous plaît, ce que coûte, aux haras de l'Etat, la production d'un cheval !

Concluons. « Faire des enfants, a dit J. de Maistre, ce n'est pas grand'peine : faire des hommes, voilà le grand accouchement. » Assurément. Mais l'enfant n'est il pas le « père de l'homme » ? C'est au berceau, c'est même avant le berceau, que nous cueillons l'homme. C'est pourquoi il faut grouper nos volontés et associer nos énergies, pour l'obtention, par foyer, de trois ou quatre enfants (*demandons un peu plus, pour en avoir assez*). Repoussons le fatalisme indolent, comme la panacée utopique. Restaurons l'amour de la famille, qui transmet et perpétue la vie. Associons l'hygiène physique et mentale, dans de saines méthodes de prophylaxie. Adoptons surtout l'existence simple et sans trépidation et répandons partout la bonne contagion de l'exemple, pour que la France conserve son rang d'honneur dans la hiérarchie des peuples et ne vive plus d'heures incertaines.

Il est clair que la cherté de la vie, la crise du logement, les soucis de la lutte, l'amour de l'indépendance et surtout l'insécurité des temps, influent sur la dénatalité, au point même de créer une atmosphère de pessimisme, stérilisant et lâche :

« Car, pour léguer son souffle et sa chair, sans scrupule,
Il faut être enhardi par un espoir puissant,
Pressentir une aurore, au lieu d'un crépuscule,
Dans les rougeurs que font l'incendie et le sang ».

(SULLY PRUDHOMME.)

Mais la femme française a le devoir présent de se forger une âme antique, comme celle de la Spartiate, disant, avec sérénité, à la vue du cadavre de son fils tué à guerre : « Je l'avais mis au monde pour qu'il pût mourir pour son pays ! » Dominer le péril, accepter le sacrifice, n'est-ce pas essentiellement français ? C'est surtout à la femme d'être courageuse et de réchauffer le cœur de son compagnon, pour le joyeux accomplissement de leur commun devoir envers leur pays, envers eux-mêmes.

Une natalité soutenue peut, seule, assurer

le prestige et rehausser la valeur de la nation. La seule digue efficace contre l'empiétement de notre sol, c'est le nombre des poitrines opposables à l'envahisseur : « le bruit léger et doux des petits pieds de l'enfant, c'est notre avenir qui arrive... » (Guyau).

FIN

TABLE DES MATIÈRES

80°1. — Imp. Jouve et Cie, 14, rue Racine, Paris. — 5-28.

CABANÈS

ESCULAPE
CHEZ LES ARTISTES

In-16, 401 pages, 198 figures : **15 francs.**

On a souvent prétendu que la Science était en antagonisme avec l'Art, que si l'Art est actuellement en décadence, les progrès de la science y contribuent. Serait-ce que l'Art et la Science ne puissent faire bon ménage ?

Voyez Léonard de Vinci, un illustre savant, autant qu'il est très grand artiste. Mais, pourquoi poursuivre la démonstration ? L'ouvrage du Dr Cabanès, par les nombreux documents qu'il nous apporte, nous révèle les plus patientes recherches et il suffira de le lire pour se convaincre de quel labeur il atteste. Cette lecture montrera que la critique scientifique, appliquée aux œuvres d'art, loin de nuire à leur valeur esthétique, atteste que cette alliance ne peut que les fortifier l'une par l'autre et cette démonstration ne sera plus désormais à faire. La parenté qui lie l'Art à la Science est un honneur pour lui comme pour elle ; c'est une gloire pour lui, que d'appuyer ses plus hautes constructions sur la Vérité.

MÉMORIAL
du
PARFUMEUR-CHIMISTE

Suivi d'un formulaire pratique de Parfumerie Moderne et de Préparation des Liqueurs

par *L. CUNIASSE*

Chimiste Expert.

1924, in-16, 347 p., fig . . . . 15 francs

Le *Mémorial du Parfumeur-Chimiste* est un recueil de documents et de notes indispensables aux chimistes, aux pharmaciens, aux parfumeurs, aux distillateurs, aux droguistes et à toutes les personnes qui s'intéressent aux produits de la Parfumerie

On y trouve les renseignements généraux utiles à tous les chefs d'industrie.

Un résumé d'analyse chimique des matières minérales et organiques, d'examen des colorants, des eaux, des matières grasses, des savons.

L'alcoométrie et l'analyse des alcools forment un chapitre bien développé. Des tables pratiques évitent les calculs et renseignent sur l'alcoométrie générale.

Les caractères des huiles essentielles utiliséesen parfumerie et en droguerie sont résumés et l'analyse des essences est décrite avec détails.

Le chapitre VIII, qui traite des produits extraits des huiles essentielles et de synthèse, est particulièrement complet. Il donne des indications suffisantes pour procéder à l'examen de ces matières de prix élevés et souvent frelatées.

Enfin un formulaire pratique et simplifié permet de se rendre compte de la composition d'un grand nombre de produits fabriqués que l'on rencontre dans le commerce.

Ce livre est bien fait, il est signé par un auteur très spécialisé qui connaît bien le sujet qu'il a traité.

BULLIARD (H.)

Visage et cuir chevelu

MASSAGE, MOBILISATION, ULTRA-VIOLET

suivis d'un formulaire pratique

Avec 33 figures dans le texte. Prix. . . . .   13 fr.

Dans la vie moderne, un physique agréable est souvent aussi nécessaire qu'une bonne santé Par le désagrément qu'elles provoquent. les affections du visage et du cuir chevelu méritaient une monographie où le *côté thérapeutique* fût placé au premier plan. C'est dans ce but que ce livre a été écrit, en tenant compte des dernières acquisitions de la physiothérapie, en particulier de l'*ultra-violet*.

Les dermatoses les plus fréquentes sont passées en revue et, pour chacune d'elles, le traitement de choix est indiqué.

Les méthodes classiques de massage : massage plastique de L. JACQUET, massage du cuir chevelu, massage vibratoire, mobilisation, brossage sont décrites en détail et illustrées de figures explicatives.

Un chapitre particulier est consacré à l'hypertrichose et à l'épilation, et un formulaire cosmétique, aussi complet que possible termine l'ouvrage.

Dans ces pages, le médecin trouvera, en même temps qu'un *A B C de cosmétique*, un manuel pratique, lui permettant d'aborder avec facilité l'exercice de cette spécialité.